Zierden · Stossier

Ganz Frau und ganz gesund mit F. X. Mayr

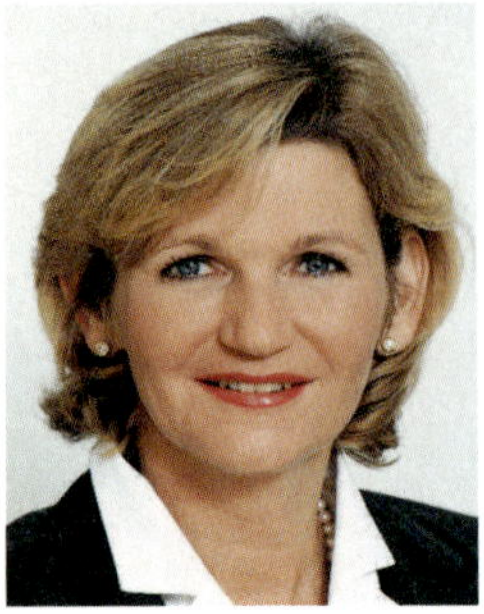

Dr. med. Irmgard Zierden ist Ärztin für Frauenheilkunde, Moderne Mayr Medizin und Naturheilverfahren. Als engagierte Gynäkologin setzte sie schon früh auf einen ganzheitlichen Therapieansatz und arbeitet seit Jahren erfolgreich mit der Modernen Mayr Medizin, unterstützt durch Akupunktur, Phyto- und Sauerstofftherapie sowie die Applied Kinesiology. Dr. Zierden führt ihre gynäkologische Praxis in Köln. Sie ist verheiratet und hat zwei Kinder.

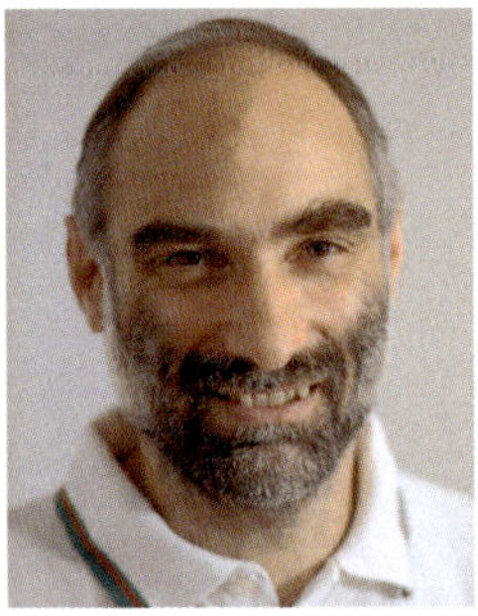

Dr. med. Harald Stossier leitet das Zentrum für Moderne Mayr Medizin auf der Gesundheitsinsel Maria Wörth. Schon während des Studiums beschäftigte er sich mit unterschiedlichen medizinischen Ansätzen. Als Referent für Komplementärmedizin der Österreichischen Ärztekammer trägt er seit langem mit seiner Arbeit dazu bei, die Moderne Mayr Medizin und die Applied Kinesiology im medizinischen Bereich zu etablieren. Dr. Stossier lebt mit seiner Familie in Maria Rain/Kärnten.

Dr. med. Irmgard Zierden
Dr. med. Harald Stossier

Ganz Frau und ganz gesund mit F. X. Mayr

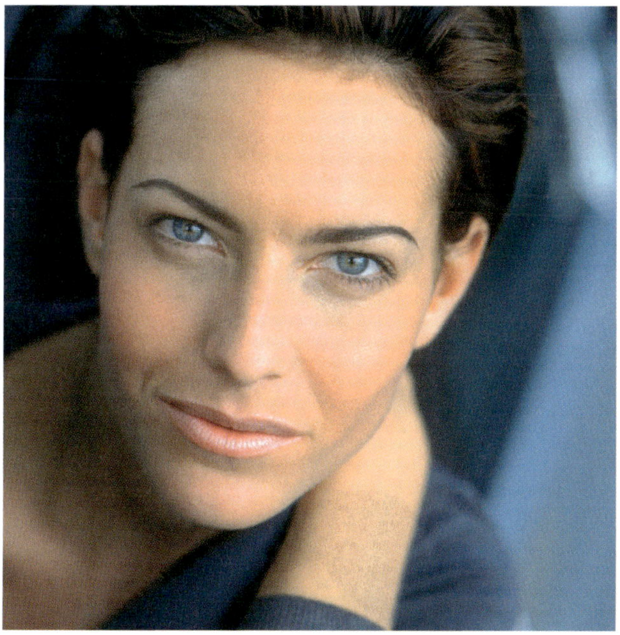

PMS, ungewollte Kinderlosigkeit, Wechseljahresbeschwerden: Wie Ihnen die **Moderne Mayr Medizin** bei Frauenbeschwerden hilft

Haug

Bibliografische Information der Deutschen Bibliothek
Die Deutsche Bibliothek verzeichnet diese Publikation in der Deutschen Nationalbibliografie; detaillierte bibliografische Daten sind im Internet über http://dnb.ddb.de abrufbar

Programmplanung: Dr. Elvira Weißmann-Orzlowski
Lektorat: Christiane Blass, Köln
Abbildungen Innenteil: Mauritius S. 48, 72; zefa S. 136
alle übrigen: Archiv der Thieme Verlagsgruppe
Zeichnungen: Christine Lackner

Umschlaggestaltung: CYCLUS · Visuelle Kommunikation
Umschlagfotos vorn und hinten: Mauritius
Satz: CYCLUS · Media produktion
Druck und Verarbeitung: Druckhaus Köthen

ISBN 3-8304-2172-9 1 2 3 4 5

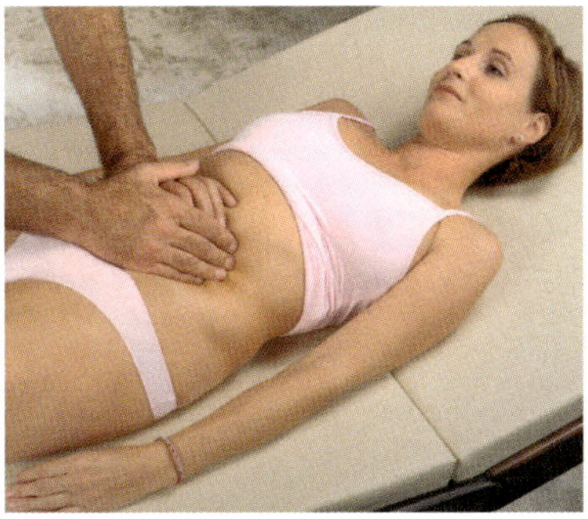

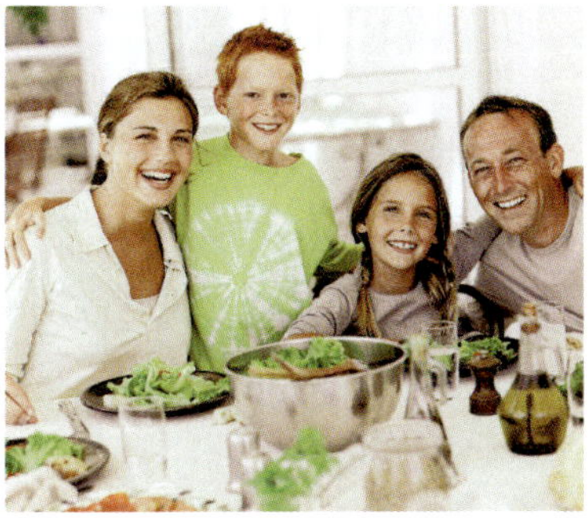

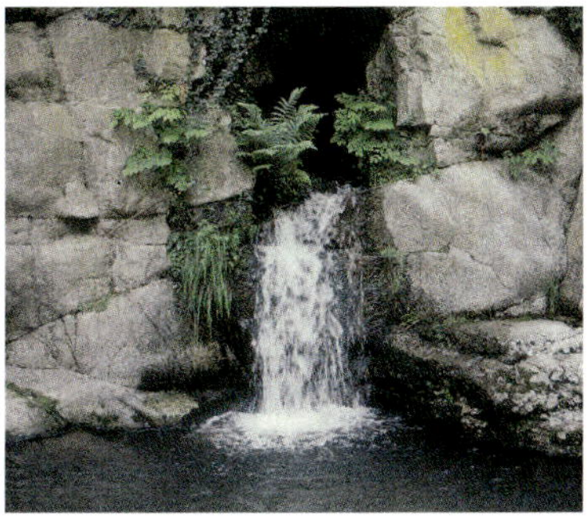

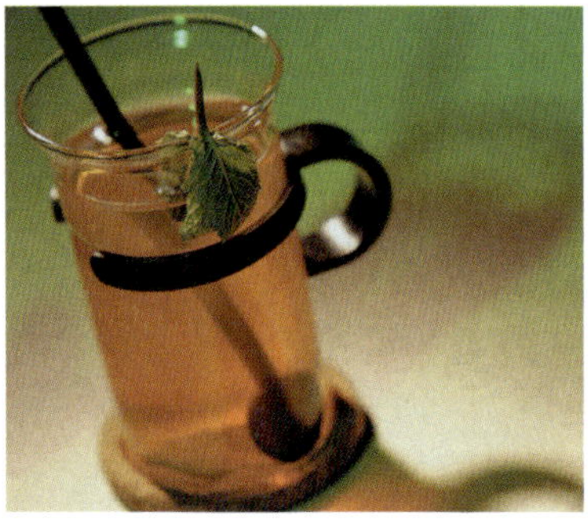

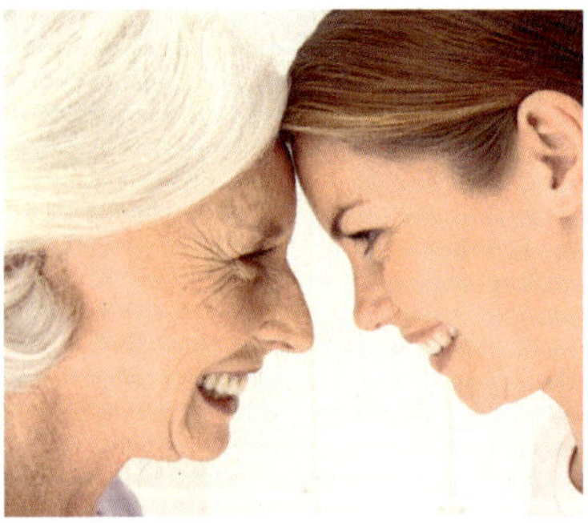

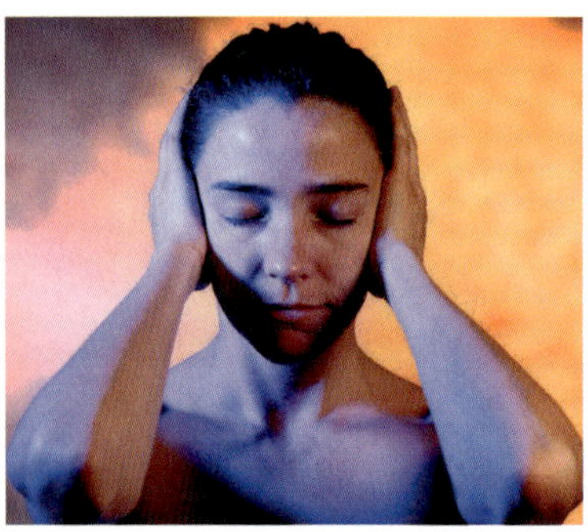

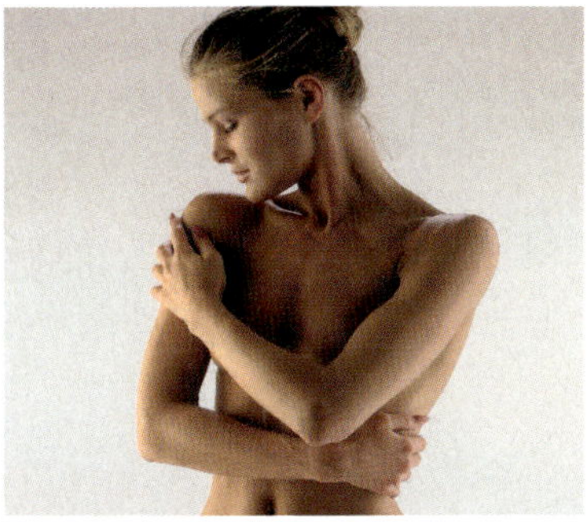

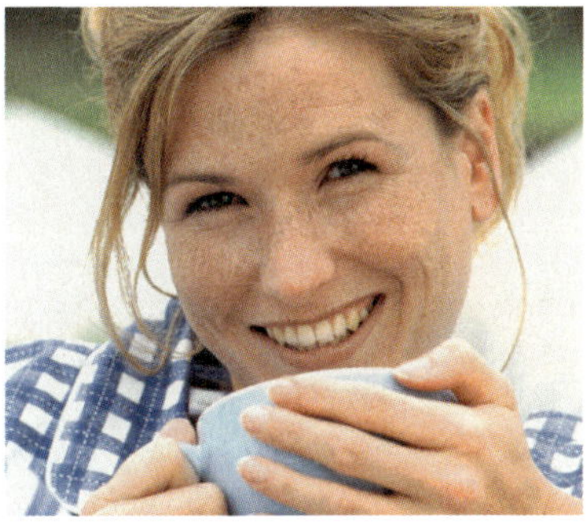

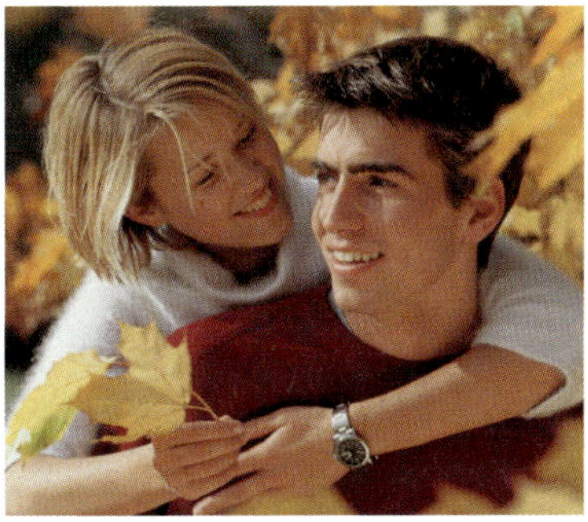

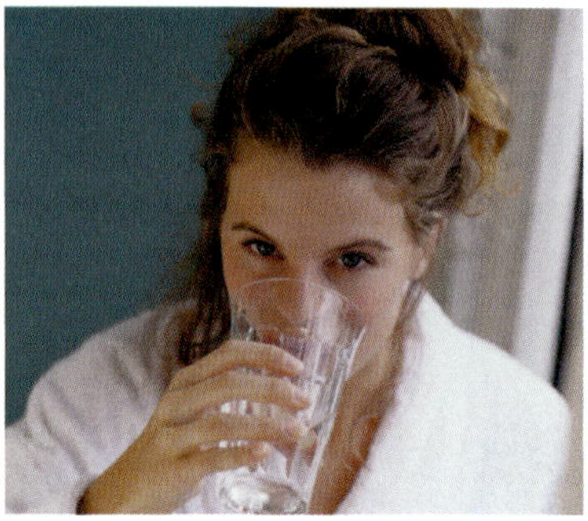

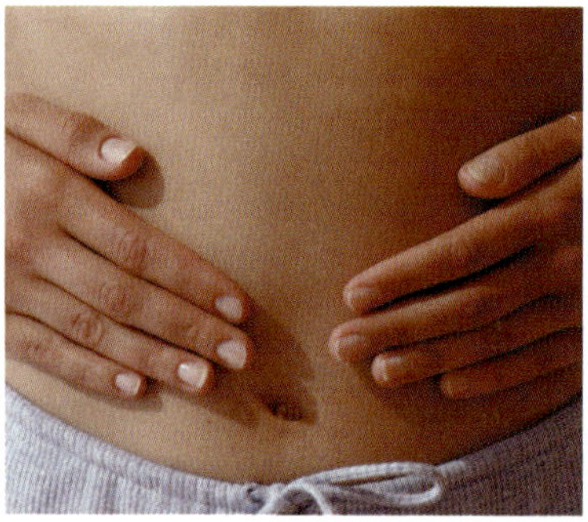

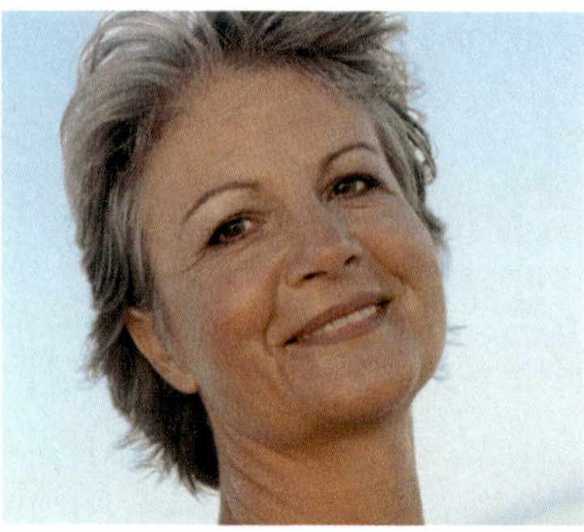

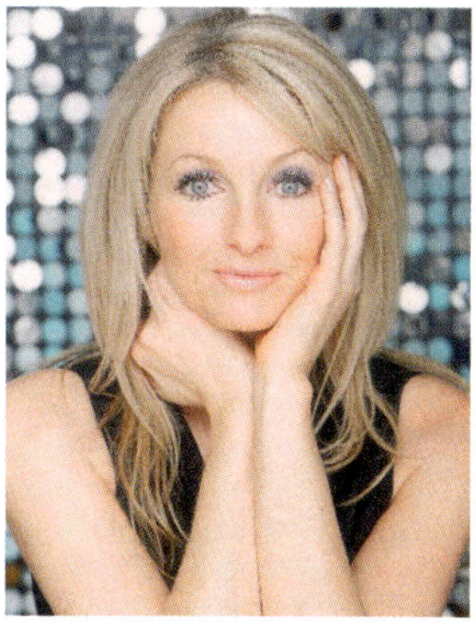

Liebe Leserinnen,

Mein Leben als Journalistin, Moderatorin und Mutter verläuft eher stressig und unregelmäßig. Ich esse zwischendurch, meist in Hektik und sicherlich nicht immer besonders gesund. Trotzdem ist es gerade in meinem Job wichtig, fit zu sein und gut auszusehen. Ich habe mich in diesem Zusammenhang oft gefragt, was ich für meinen Körper und mein Wohlbefinden tun kann.

Vor drei Jahren bin ich durch meine Ärztin Frau Dr. Zierden auf die Moderne Mayr Medizin aufmerksam geworden. Alles, was ich an Informationen gefunden habe, klang einleuchtend und äußerst spannend. Vor die Wahl gestellt, einen Kurzurlaub unter Palmen zu verbringen oder eine Mayr-Kur in Österreich bei Herrn Dr. Stossier zu machen, habe ich mich für Letzteres entschieden. Und ich kann Ihnen versichern, ich bin bis heute begeistert von den Möglichkeiten der Modernen Mayr Medizin.

Das auf mich persönlich abgestimmte Kurprogramm hat mir aber nicht nur in der Zeit der Anwendung sehr gut getan, es hat mir auch für den Alltag neue Perspektiven eröffnet. Ich esse heute viel bewusster, ohne auf Genuss zu verzichten. Ich fühle mich topfit, habe jede Menge Energie und kann das natürlich auch für den Beruf positiv nutzen. Unter Prominenten wird die Mayr-Kur inzwischen ohnehin als Geheimtipp gehandelt. Ich kenne viele Kollegen, die wie ich sehr gute Erfahrungen gemacht haben und denen es auch gelungen ist, die wichtigsten Prinzipien in den Alltag hinüberzuretten.

Die Moderne Mayr Medizin bietet mit ihrem natürlichen und ganzheitlichen Ansatz unter vielen Gesichtspunkten gerade für Frauen interessante Alternativen. Hier erfahren Sie, welche medizinischen Ansätze zugrunde liegen und Sie erfahren auch, für welche frauenspezifischen Beschwerden oder Probleme es schonende und wirkungsvolle Therapiemöglichkeiten gibt. Deshalb möchte ich allen interessierten Frauen dieses Buch ans Herz legen.

Frauke Ludowig

EINLEITUNG

Vielleicht fragen Sie sich, warum denn schon wieder ein neues Frauen-Gesundheitsbuch in Ihrem Buchladen ausliegt. Beim Durchblättern werden Sie aber rasch feststellen, dass dieses Buch die Gesundheit von einer ganz anderen Seite beleuchtet. Beschwerden werden hier in erster Linie im Zusammenhang mit dem Zustand Ihrer Verdauungsorgane und Ihrer Ernährung als auslösendem Faktor betrachtet. Sie werden feststellen, dass die Therapieprinzipien der Modernen Mayr Medizin Ihnen alternative Lösungen anbieten, die einfach durchführbar sind und nach denen Sie vielleicht schon lange gesucht haben.

Dr. F.X. Mayr (1875–1965) war ein österreichischer Arzt, der eine spezielle Diagnostik und eine Therapie zur Entschlackung, Entgiftung und Entsäuerung des Organismus entwickelt hat. Er war ein Pionier in puncto Ganzheitsmedizin, da er viele Erkrankungen auf den Gesundheitszustand der Verdauungsorgane und auf die Verschlackung des Organismus zurückführte.

Die Moderne Mayr Medizin hat diese Erkenntnisse weiterentwickelt und bietet gerade für frauenspezifische Beschwerden umfassende und ganzheitliche Therapiemöglichkeiten. Dabei geht es nicht um die Beseitigung bestimmter Symptome durch Medikamente oder Operationen, sondern um Prophylaxe, Gesunderhaltung und Heilung. Symptome werden hier als Signale wahrgenommen, die auf tiefer liegende Störungen zurückzuführen sind.

Heilung ist umfassender und kommt von innen. Die Moderne Mayr Medizin konzentriert sich nicht auf ein Organ, sondern bezieht den gesamten Organismus ein. Sie kann weiterhelfen, wo die Schulmedizin an ihre Grenzen stößt, da sie außer punktueller Symptombeseitigung oft keinen Rat weiß, wie zum Beipiel beim Prämenstruellen Syndrom oder bei ungewollter Kinderlosigkeit.

Viele Frauen haben durch den zyklischen Charakter ihrer weiblichen Natur ein intensiveres Körperbewusstsein entwickelt. Für sie sind regelmäßige Vorsorgeuntersuchungen normal, sie befassen sich durch Verhütungsfragen, Schwangerschaft und Wechseljahre immer wieder mit ihrer Gesundheit und können daher den prophylaktischen Anspruch der Modernen Mayr Medizin gut nachvollziehen.

Hinzu kommt, dass Frauen in der Schulmedizin oft an männlichen Maßstäben gemessen werden. Ihre Beschwerden werden häufig als psychosomatisch abgestempelt, ohne dass ihnen eine entsprechende Hilfestellung angeboten wird. Wie Sie beim Lesen dieses Buches feststellen werden, behandelt die Moderne Mayr Medizin Körper, Geist und Seele gleichermaßen. Sie berücksichtigt auch die geschlechtsspezifisch unterschiedliche Regulation der Hormone und Stoffwechselprozesse.

Im ersten, allgemeinen Teil dieses Buches möchten wir Sie mit den Grundlagen der Modernen Mayr Medizin vertraut machen. Hier werden nicht nur die Ursachen und Auswirkungen der mangelnden Verdauung und der daraus folgenden Verschlackung dargestellt, sondern auch leicht durchführbare Verhaltensweisen zur Ernährung im Alltag vermittelt.

Im zweiten Teil geben wir Ihnen gezielt medizinische Informationen zu einzelnen Krankheitsbildern der Frau und erläutern, warum die Moderne Mayr Medizin den weiblichen Organismus so wirkungsvoll in seiner Selbstheilung unterstützen kann. Außerdem werden ergänzende naturheilkundliche Behandlungsmethoden vorgestellt. Alle frauenheilkundlichen Störungen zu behandeln, hätte den Rahmen dieses Buches gesprengt. Daher haben wir uns auf die Beschwerden und Krankheiten konzentriert, bei denen die Mayr-Therapie eine gute Alternative darstellt und Ihnen einen weiteren Weg zu Ihrer Gesundheit aufzeigen kann.

Dr. med. Irmgard Zierden

Dr. med. Harald Stossier

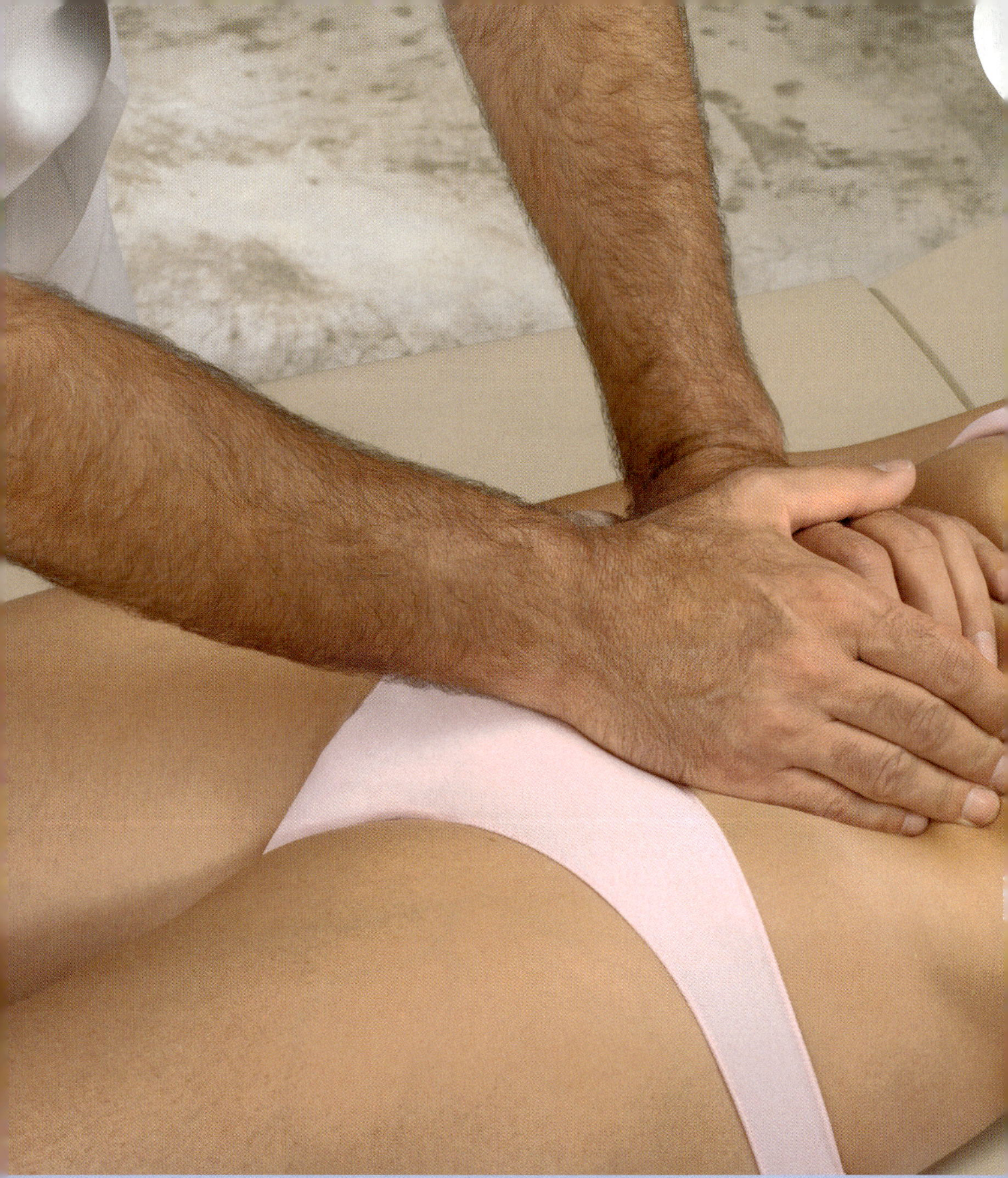

Teil 1: Moderne

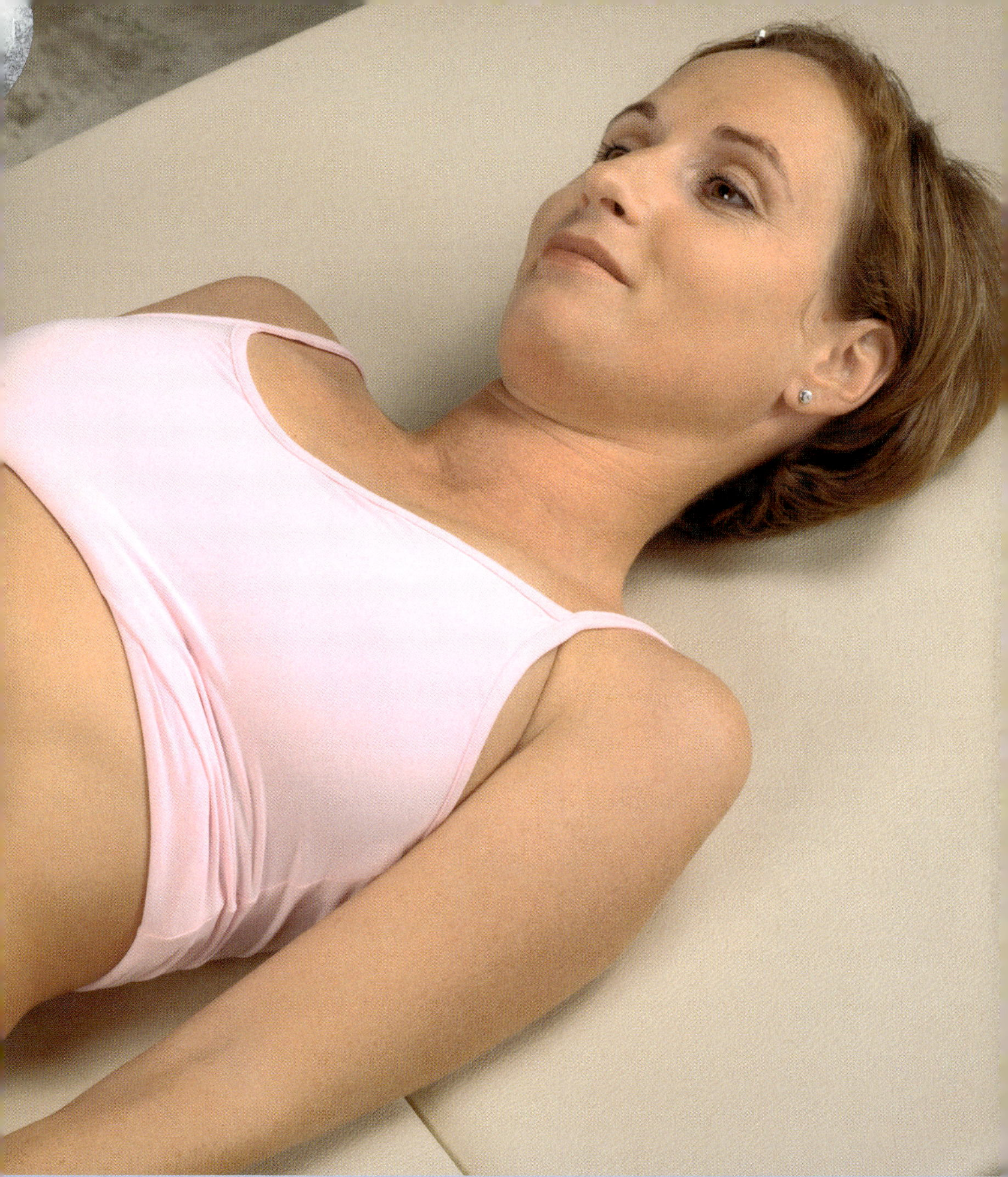

Mayr Medizin

Grundsätze der Modernen Mayr Medizin

Dass die Ernährung Einfluss auf unsere Gesundheit und unser Wohlbefinden hat, erscheint logisch und nachvollziehbar. Viele so genannte Volksweisheiten bezeugen dies durch einfache Regeln wie: „Du bist, was Du isst". Dabei kommt auch heute noch den Frauen eine besondere Aufgabe zu, sind sie doch nach wie vor in vielen Familien für das Essen zuständig. Sie besorgen meist die Lebensmittel, bereiten sie zu und achten so auf die Gesundheit ihrer Familie. In dieser Funktion tragen sie auch die Verantwortung dafür, wie Ernährung in der Familie praktiziert wird.

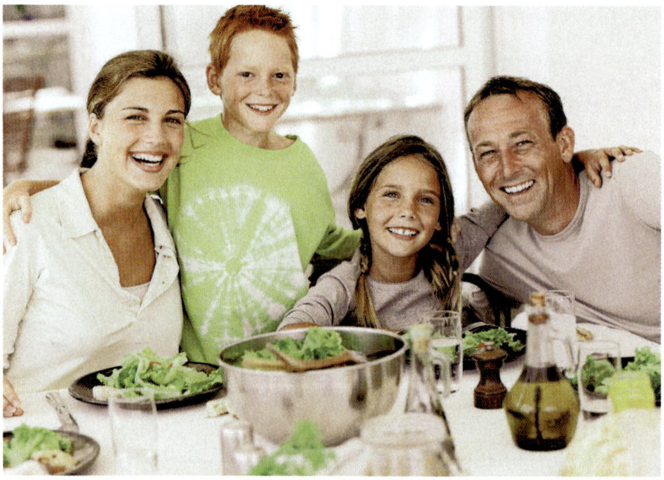

Diese wichtige Aufgabe wird oft unterschätzt, zumal wenn es um den Gesundheitsaspekt der Ernährungssituation in unserer Gesellschaft geht. Ernährung kann weit mehr bewirken als gemeinhin angenommen. Sie kann gesund erhalten oder krank machen.

Aktiv für die Gesundheit mit F.X. Mayr

Die Moderne Mayr Medizin hilft uns, altes Wissen neu zu verstehen. Als ganzheitliche Methode beeinflusst sie praktisch alle Bereiche des körperlichen, geistigen und emotionalen wie auch des sozialen Umfeldes. Sie zeigt auf, wo Schwachstellen sind, und führt uns auf einfache und nachvollziehbare Art und Weise zu einer Neuorientierung der Ernährungs- und Lebensweise. Aber sie lässt auch keinen Zweifel daran, dass Gesundheit erkämpft werden möchte.

Auch wenn uns die Natur gesund erhalten will, so bedeutet dies nicht, unserer Gesundheit oder Krankheit tatenlos gegenüberzustehen. Wir sollen, ja müssen uns täglich bemühen, gesund zu bleiben, um das zu erhalten, was uns Mutter Natur in die Wiege gelegt hat.

Die Weichen richtig stellen

Die Vermittlung von gesunder Ernährung beginnt mit der ersten Essensaufnahme nach der Geburt. Der Säugling an der Brust der Mutter nimmt aber nicht nur die „stoffliche Komponente" der Nahrung – das Lebensmittel Milch – auf, sondern er erhält darüber hinaus eine ganze Reihe emotionaler Impulse. Und das bleibt zeitlebens so.

Die Nahrungsaufnahme lehrt uns auch gewisse Rhythmen. So sieht die Natur regelmäßiges Essen vor, denn als „offenes System" sind wir darauf angewiesen, den Stoffwechsel kontinuierlich mit allem Lebensnotwendigen zu versorgen. Bereits der Säugling lernt, täglich Nahrung zu sich zu nehmen, bis es für ihn schließlich zur Selbstverständlichkeit wird. Dieser Lernprozess des Kindes ist insofern ein wichtiger und entscheidender Teil der gesunden Ernährung, als er unsere naturgemäße Esskultur prägt. So wie wir es in der ersten Zeit erfahren haben, werden wir diese Esskultur ohne besondere Anstrengung ein Leben lang praktizieren.

Erleben wir das Essen aber häufiger in Bezug zu Hektik, Ablenkung, Frust, Belohnung oder Bestrafung, wird sich diese emotionale Komponente auch später mit dem Essen verknüpfen. Begleitet uns diese Emotion ein Leben lang, ohne dass sie uns bewusst wird, werden wir als Erwachsene nur unter großen Mühen solche Muster verändern können.

Tipp

Vom ersten Tag des Lebens an werden die Weichen für unsere Ernährungsgewohnheiten gestellt. Eltern sollten bei der Nahrungsaufnahme ihrer Kinder stets eine Atmosphäre von Ausgeglichenheit und Ruhe erzeugen.

Essgewohnheiten kultivieren

Hier nun greift die Moderne Mayr Medizin in besonderer Weise ein. Sie ist der Neubeginn für eine gesündere Ernährungs- und damit auch Lebensweise.

Aus der modernen Hirnforschung wissen wir, dass das Gehirn so arbeitet, wie wir es benutzen. Daher sind wir auch durch positives Denken und positive Suggestionen in der Lage, unser Wohlbefinden zu verbessern. Wir wissen auch, dass der Darm etwa gleich viele Nervenzellen be-

Info

Unser Darm besitzt ungefähr so viele Nervenzellen wie unser Gehirn, wir können sie allerdings nicht bewusst steuern. Beide stehen in engem Kontakt und arbeiten so, wie wir sie benutzen: Denken wir positiv, wird sich unser Leben so gestalten. Essen wir hastig, wird die Verdauung problematisch sein.

sitzt wie das Gehirn. Diese steuern als „vegetatives Nervensystem" nahezu alle Verdauungsfunktionen autonom. Sie erlernen dies am Anfang unseres Lebens, je nachdem wie wir sie trainieren. Anschließend laufen alle Prozesse ab, ohne dass wir darüber nachdenken müssen.

Nur an zwei Stellen haben wir später die Möglichkeit der bewussten Einflussnahme: beim Kauvorgang und beim Absetzen des Stuhls. Wollen wir Grundsätzliches an der Ernährung ändern, geht das nicht ohne Beeinflussung der Art und Weise der Nahrungsaufnahme. Dies zu erlernen ist eines der obersten Ziele der Modernen Mayr Medizin.

Gesund leben heißt richtig essen

In Bezug zur Qualität der Ernährung wird derzeit oft nur das Lebensmittel als solches betrachtet, was zu einem unvollständigen Bild führt. Zugegeben, das Lebensmittel ist wichtig, besonders in dieser Zeit, in der durch viele Produktionsprozesse die Qualität der Erzeugnisse herabgesetzt wird, sei es durch die Düngung, die Verwendung von Pestiziden, Herbiziden oder sogar die Bestrahlung von Lebensmitteln zur Haltbarmachung. Wir wissen heute, dass biologische Lebensmittel qualitativ viel besser sind, dass sie lebendiger sind und daher zu Recht die Bezeichnung Lebensmittel verdienen. Sie vermitteln uns das zum Leben Notwendige.

Info

Lebensmittel aus kontrolliert biologischem Anbau und artgerechter Tierhaltung sind nicht nur gesünder, weil sie von Giften verschont wurden, sie versorgen uns auch nachweislich mit mehr Energie.

Prof. Fritz-Albert Popp konnte nachweisen, dass solche Lebensmittel mehr Biophotonen enthalten als Lebensmittel aus herkömmlicher Produktion. Das hängt unter anderem mit dem vermehrten Einfluss der Sonneneinstrahlung zusammen, wodurch die Lebensmittel mehr Lichtenergie aufnehmen und dann an uns weitergeben können. Es zahlt sich also aus, Lebensmittel aus biologischem Anbau und artgerechter Tierhaltung zu bevorzugen.

Die Verwertung von Nahrung

Das Lebensmittel selbst ist nur ein Faktor der Ernährung. Im Wesentlichen kommt es darauf an, was wir aus dem Lebensmittel machen. Seine Inhaltsstoffe müssen in eine für den Körper verwertbare Form gebracht werden. Dies ist die Aufgabe des Verdauungsapparates. Wir sprechen davon, dass der Verdauungsapparat aus dem Lebensmittel (z.B. einem Stück Fleisch) eine Nährlösung produziert, die dann an jede Zelle des Organismus transportiert wird. Nur so kann gewährleistet werden, dass der Zellstoffwechsel tatsächlich funktioniert.

Als zweiter wichtiger Faktor ist noch der Sauerstoff zu nennen. Im Laufe der Evolution haben wir gelernt, Energie für unsere Lebensprozesse unter Zuhilfenahme von Sauerstoff zu gewinnen. Dieser Weg ist wesentlich effektiver und hat uns letztlich die Entwicklung zu modernen Menschen ermöglicht. Daher ist über die Atmung zugeführter Sauerstoff auch als lebensnotwendig anzusehen. Ernährung und Bewegung ergeben also immer eine gewisse Symbiose.

F. X. Mayr formulierte einen Leitsatz der Ernährung wie folgt: „Ernährung ist das Ergebnis aus dem Lebensmittel und der Verdauungsleistung".

„Gut gekaut ist halb verdaut"

Für den Verdauungsvorgang selbst ist ein Zusammenspiel vieler Faktoren notwendig. Die Verdauung beginnt im Mund und wir alle wissen, je besser man kaut, desto besser kann die Nahrung verdaut werden. Aber halten wir uns auch wirklich an diese Volksweisheit?

Machen wir uns eines ganz klar: Der Mund ist die erste Station der Verdauung. Hier erfolgt durch die Zähne die mechanische Zerkleinerung der Speisen. Je gründlicher dies erfolgt – je größer also die Oberfläche der Speisen wird –, desto leichter und effektiver kann und wird die chemische Verdauung erfolgen. Das Kauen hat auch Einfluss auf die Speichelfunktion. Je mehr gekaut wird, desto mehr Speichel (Mund- und Bauchspeichel) wird gebildet, welcher wiederum die Grundlage der weiteren chemischen Verdauung bildet.

Wer seine Speisen „hinunterschlingt", erschwert dem Körper seine Arbeit und begünstigt Zersetzungsprozesse durch die Bakterien im Darm. Gutes Kauen ist also der erste Schritt zu mehr Gesundheit und Wohlbefinden.

Tipp

Essen Sie langsam und kauen Sie gründlich. Auf diese Weise erleichtern Sie Ihrem Körper die Verdauung und vermeiden ein unangenehmes Völlegefühl.

Geschmack entsteht im Mund

Auch ein weiterer Aspekt ist nicht zu vernachlässigen: Essen soll Freude bereiten und wir möchten die Speisen genießen. Voraussetzung dafür ist wiederum gutes Kauen und Einspeicheln. Denn es ist der Speichel, der eine chemische Verbindung mit den Geschmacksstoffen der

Speisen eingeht, die dann von den freien Nervenenden der Zungenoberfläche wahrgenommen werden. Unser Nervensystem verknüpft in der Folge das Wahrgenommene mit dem Erlebten. Als Ergebnis entsteht entweder ein Gefühl von Genuss und Wohlgeschmack oder aber von Missempfinden und Ekel.

Genuss und Geschmack können nur in der Mundhöhle entstehen und nicht mehr in Leber, Magen oder Dünndarm. Wer also seine Speisen genießen möchte, sollte sie in aller Ruhe, gut gekaut und eingespeichelt zu sich nehmen.

Die Enzyme

Erst nach der mechanischen Aufbereitung der Speisen kann die chemische Verdauung derselben optimal ablaufen.

Wir verstehen unter chemischer Verdauung den Abbau der in den Lebensmitteln enthaltenen Stoffe durch Enzyme. Enzyme sind „Katalysatoren" für bestimmte Reaktionen, ohne die solche Reaktionen viel langsamer oder gar nicht ablaufen würden. So werden beispielsweise Fett, Eiweiß und Kohlenhydrat aus dem Lebensmittel durch Enzyme in ihre kleinsten Bausteine zerlegt. Nur diese können und sollen via Darm in den Organismus gelangen.

Für manche Lebensmittel beginnt dieser Prozess bereits im Mund. Der Mundspeichel enthält Enzyme, die Zucker abbauen können. Deshalb schmeckt z.B. ein Stück Brot nach gründlichem Kauen süß. Für die Eiweißverdauung hingegen brauchen wir das saure Milieu im Magen.

Die Hauptarbeit der Verdauung wird aber letztlich im Dünndarm vollzogen. Hier werden vor allem von der Bauchspeicheldrüse und von der Leber entsprechende Enzyme zugesetzt.

Info

Enzyme sind dafür verantwortlich, dass die Nahrung im Körper optimal verwertet wird. Dieser Prozess beginnt bereits im Mund.

Andererseits befinden sich im Verdauungsapparat eine Vielzahl von Bakterien, die ebenfalls an der Verdauungsarbeit beteiligt sind. Die Verdauungsarbeit ist ausgewogen, wenn durch die Enzyme die Lebensmittel so weit abgebaut werden, dass die Bakterien gerade noch genug Nährstoffe vorfinden, um „gut leben" zu können.

Ist unser Körper nicht (mehr) in der Lage, durch die Enzyme die Hauptarbeit der Verdauung zu verrichten, beginnt eine bakterielle

Zersetzung im Sinne einer Fehlverdauung. Solche Fehlverdauungsvorgänge bilden den Anfang gesundheitlicher Belastungen und Störungen. Mayr formulierte es sehr eindringlich als jenen Faktor, der uns „krank, vorzeitig alt und hässlich“ werden lässt. Tatsächlich kennen wir heute viele biochemische Details, die diese Aussage bestätigen. Vor allem aber zeigt die Praxis, dass durch die Beseitigung dieser Verdauungsstörung eine enorme Verbesserung der Gesundheit zu erzielen ist.

Biorhythmus der Verdauung

Die Verdauungsleistung ist die Summe der Verdauungsarbeit über einen bestimmten Zeitraum und kann auch nur in diesem Zeitraum optimal ablaufen. Geschieht dies nicht, so entstehen bakterielle Fehlverdauungen. Das bedeutet, dass je nach Hauptbestandteil der aufgenommenen Nahrung entweder Gärung aus kohlenhydratreichen oder Fäulnis aus eiweißreichen Lebensmitteln entsteht. Bevor wir auf diese näher eingehen, interessieren uns vor allem im Sinne einer Gesunderhaltung jene Faktoren, die eine optimale Verdauung ermöglichen.

Der inneren Uhr folgen

Wir müssen davon ausgehen, dass unsere Leistungsfähigkeit tageszeitlichen Schwankungen unterworfen ist. Unsere „innere Uhr“ ist so eingestellt, dass gegen Abend hin die Leistungsfähigkeit abnimmt.

„Frühstücke wie ein Kaiser, iss mittags wie ein König und abends wie ein Bettelmann“ lautet ein Sprichwort, welches genau diesen Rhythmus beschreibt. Als Konsequenz daraus sollte die Abendmahlzeit möglichst früh eingenommen und besonders leicht bekömmlich zubereitet werden.

Leider ist es heute im Alltag oft umgekehrt: Die Hauptmahlzeit wird abends eingenommen. Erst dann findet man im Kreis der Familie Zeit und

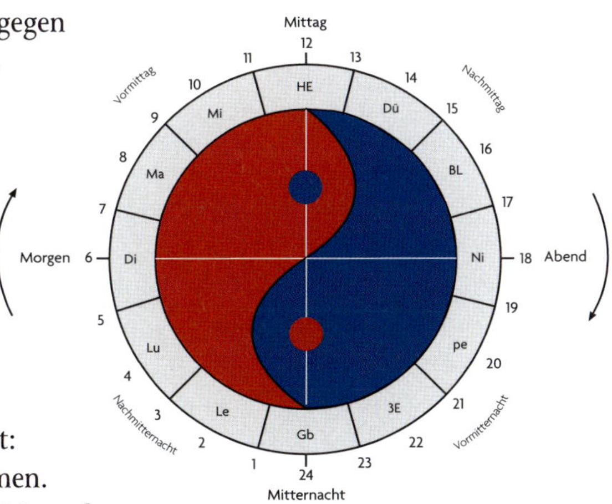

Info

Die Optimierung und Gesundung der Verdauungsleistung steht an oberster Stelle der Modernen Mayr Medizin.

Die Organuhr

Nach der chinesischen Medizin hat die Energie des Menschen eine besondere Bedeutung. Sie durchströmt tagsüber den gesamten Organismus, kann aber nicht überall gleichzeitig und in der gleichen Intensität sein. Die Organuhr beschreibt den Verlauf der Maximalenergie durch den Körper. Auch hier sehen wir, dass die Energie für den Verdauungsapparat am Morgen ein Maximum aufweist und zum Abend hin abnimmt. Es werden also rund um den Erdball dieselben Erfahrungen gemacht.

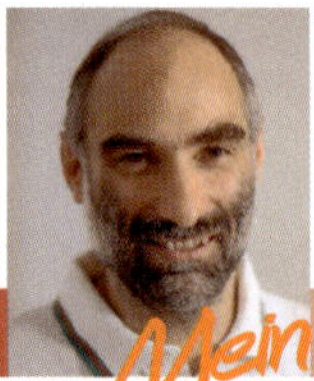

Schonen Sie Ihren Darm und verzichten Sie abends völlig auf Salat und Rohkost. Das spart Verdauungsleistung und ermöglicht so eine bessere Verwertung der Speisen. Mit der Modernen Mayr Therapie schaffen Sie den Einstieg leichter.

Muße zum gemeinsamen Abendessen. Und auch Geschäftsessen und andere gesellschaftliche Ereignisse und Verpflichtungen finden oft am Abend statt. Damit überfordern wir unsere Verdauungsleistung in doppelter Hinsicht, sowohl durch den Zeitpunkt des Essens als auch durch die Auswahl der Speisen.

Oft wird aus falsch verstandenem „Gesundheitsbewusstsein" heraus nur etwas Leichtes gegessen – etwa ein Rohkostsalat. Gerade dieser benötigt aber viel Verdauungsleistung, um die Lebendigkeit der Rohkost zu verarbeiten. Und diese hohe Leistung steht am Abend nicht mehr in ausreichendem Maß zur Verfügung. Wie auch wir selbst nach einem arbeitsreichen Tag am Abend müde oder vielleicht sogar erschöpft sind, so ist auch unser Verdauungsapparat nicht mehr topfit. Er wird keine „Höchstleistungen" mehr vollbringen.

Gönnen Sie sich längere Pausen

Auch häufige Mahlzeiten oder Zwischenmahlzeiten überfordern unseren Körper leicht. Für die Verdauung einer Mahlzeit sind mindestens 4 bis 5 Stunden zu veranschlagen. Wird zwischendurch gegessen, ist die Verdauung der vorhergehenden Mahlzeit noch nicht abgeschlossen und es entsteht über den Weg der Überforderung wieder ein Zersetzungsprozess.

Lediglich bei intensiver körperlicher Arbeit, Kindern in der Wachstumsphase oder auch bei Rekonvaleszenten sind kleine (!) Zwischenmahlzeiten sinnvoll bzw. erforderlich. Aber auch hier sollte auf die Bekömmlichkeit geachtet werden.

Zu sauer macht krank

Nahezu alle gesundheitlichen Störungen stehen mit einem Missverhältnis im Säure-Basen-Haushalt in Verbindung. Ganz gleich ob Sie Schmerzen verspüren, ein ungutes Gefühl im Bauch haben, das sich zu einem Sodbrennen steigern kann, oder auch gravierendere Beschwerden wie Gelenkentzündungen, immer ist der Säure-Basen-Haushalt mit im Spiel. Es ist also besonders wichtig, sowohl bei der Auswahl, der Zubereitung als auch beim Essen auf ein ausgewogenes Verhältnis von Säure und Basen zu achten.

Die Säure-Basen-Regulation hat auch eine besondere Bedeutung für frauenspezifische Erkrankungen.

Lebenselixier Wasser

Ein sehr wichtiger Aspekt unserer Ernährung ist die Flüssigkeitszufuhr. 60 % unseres Körpers bestehen aus Wasser, es ist das Hauptlösungs- und Transportmedium des Stoffwechsels. Aber auch Wasser unterliegt einem Stoffwechsel und muss regelmäßig zugeführt werden. Reichliches Trinken so genannter freier Flüssigkeit ist also wichtig. Doch nicht jedes Getränk eignet sich zur Deckung unseres Flüssigkeitsbedarfs. Am besten ist frisches Quellwasser, Leitungswasser, Mineralwasser ohne Kohlensäure, kurz gebrühte „blonde" Kräutertees oder Gemüsebrühe.

Fruchtsäfte, Gemüsesäfte, Alkoholika, Bohnenkaffee, Industriegetränke oder auch Milch zählen nicht zu diesen Flüssigkeiten. Sie müssen als Lebensmittel (Milch) verdaut werden, beinhalten große Mengen von Zucker (Fruchtsäfte) und sind daher gärungsfreudig oder wirken wie Bohnenkaffee diuretisch, das heißt, sie fördern die Flüssigkeitsausscheidung über den Harn.

Tipp

Trinken Sie keine großen Mengen während der Mahlzeiten. Die Flüssigkeit verdünnt die Verdauungssäfte und behindert so den Verdauungsvorgang. Am besten trinken Sie zwischen den Mahlzeiten.

Darauf sollten Sie achten:

Um unsere Verdauungsleistung zu optimieren, sollten wir eine Esskultur entwickeln und dabei folgende Regeln beachten:

- in Ruhe zum Essen hinsetzen, die Speisen genießen
- langsames Essen, gutes Kauen und Einspeicheln
- sich Zeit nehmen, zum Essen wie zum Verdauen
- die inneren Rhythmen beachten, nicht überfordern
- die Abendmahlzeit leicht bekömmlich zubereiten und möglichst früh einnehmen
- abends keine Rohkost essen
- die Grundsätze des Säure-Basen-Haushalts beachten
- reichliches Trinken zwischen den Mahlzeiten.

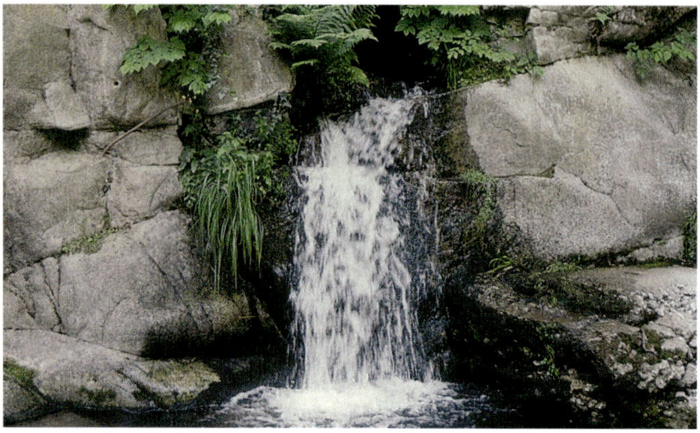

Heute müssen wir das Trinken ebenfalls wieder lernen, oft sogar ärztlich verordnen (z.B. während der Modernen Mayr Therapie). Im Schnitt benötigt jeder Mensch 2 bis 3 Liter Wasser pro Tag. Diese sollten zwischen den Mahlzeiten getrunken werden. Zum Essen getrunken verdünnt es die Verdauungssäfte und schränkt so wieder die Verdauungsleistung ein.

Sie haben es selbst in der Hand

Gutes Kauen und Einspeicheln kann nicht delegiert werden, das muss jeder selbst in die Tat umsetzen. Verstehen Sie es als Teil des eigenen aktiven Beitrags zur Gesunderhaltung.

Tipp

Sie können einen großen Beitrag zu Ihrer Gesundheit leisten: Schenken Sie dem Essen Aufmerksamkeit. Das beginnt beim Einkauf der Lebensmittel und endet beim Mahl an einem schön gedeckten Tisch.

Wenn wir außerdem unseren Kindern ein gesundes und menschengerechtes Essverhalten vorleben, leisten wir einen wichtigen Beitrag zur Gesundheit zukünftiger Generationen. Kinder lernen schnell, je früher desto besser. Und bitte bedenken Sie: Essen ist kein Leistungssport. Nicht der Schnellste ist Sieger, Ziel ist vielmehr das gute Kauen und Einspeicheln der Nahrung. Kinder spüren oft viel besser als Erwachsene, was ihnen gut tut und was sie überfordert. „Ein Löffelchen für Opa, eines für Oma, ...“ und derartige Spielchen legen eher den Grundstein für späteres Fehlverhalten als für eine gesunde Ernährung. Das gilt auch für Vorlieben bzw. Abneigungen bezüglich bestimmter Speisen.

Essen ist mehr als Nahrungsaufnahme

Damit Essen Genuss und Lebensfreude vermittelt, sollten bereits die Auswahl und vor allem die Zubereitung der Speisen in diesem Sinn erfolgen. Denn die Art und Weise, wie wir eine Mahlzeit zubereiten, drückt auch die Wertschätzung für denjenigen aus, für den die Mahlzeit bestimmt ist. Umgekehrt formuliert: Versuchen Sie einmal für jemanden zu kochen, den Sie nicht mögen. Das Ergebnis wird nicht berauschend sein. Und selbst wenn Sie etwas „nur“ für sich selbst zubereiten, drücken Sie im Umgang damit aus, ob Sie sich mögen oder nicht.

Zu einem genussvollen Mahl gehören auch ein nett gedeckter Tisch, appetitlich angerichtete Zutaten, Blumen und Kerzen auf dem Tisch oder andere individuelle Details. Wenn Sie die Speisen nur zwischen Tür und Angel zu sich nehmen, bleibt viel auf der Strecke, inklusive dem liebevollen und wertschätzenden Umgang mit sich selbst und dem Lebensmittel.

Info

Bei einer Fehlverdauung werden Nahrungsbestandteile durch die Bakterien des Darms zersetzt. Dabei entstehen Gärungs- oder Fäulnisprozesse, die eine Entzündung im Verdauungsapparat hervorrufen.

Fehlverdauung und ihre Auswirkungen auf die Gesundheit

Fehlverdauung entsteht immer dann, wenn die aktuelle Verdauungsleistung nicht in der Lage ist, die aufgenommenen Lebensmittel zeitgerecht und vollständig abzubauen. In der Folge werden die Nahrungsbestandteile durch die Bakterien des Darms umgesetzt. Je nach Nahrungsbestandteil und Bakterienart entwickelt sich im Wesentlichen ein Gärungs- oder Fäulnisprozess. Das hat entscheidende Konsequenzen für unsere Gesundheit und unser Wohlbefinden.

Auswirkungen auf den Verdauungsapparat selbst

Durch Gärung und/oder Fäulnis entstehen eine Reihe von Giftstoffen im Darm. Bei der Gärung sind es hauptsächlich Alkohole, Gas und Säure, bei der Fäulnis zahlreiche so genannte biogene Amine. Als Reaktion hierauf entwickelt sich im Verdauungsapparat eine mehr oder weniger stark ausgeprägte oder sogar chronisch verlaufende Entzündung. In deren Folge wird die Schleimhaut des Darmes derart in Mitleidenschaft gezogen, dass der Darm bildlich gesprochen „löchrig“ wird. Dies bedeutet, dass er seiner Barrierefunktion als Grenze zwischen der Außenwelt (dem Darminhalt) und dem Innenleben des Organismus (dem Stoffwechsel) nicht mehr gerecht wird. Ist das der Fall, können Stoffe in den Organismus gelangen, welche (noch) nicht vollständig verdaut wurden und somit noch nicht aufgenommen werden dürften. Aber auch die Giftstoffe aus dem Gärungs- und/oder Fäulnis-

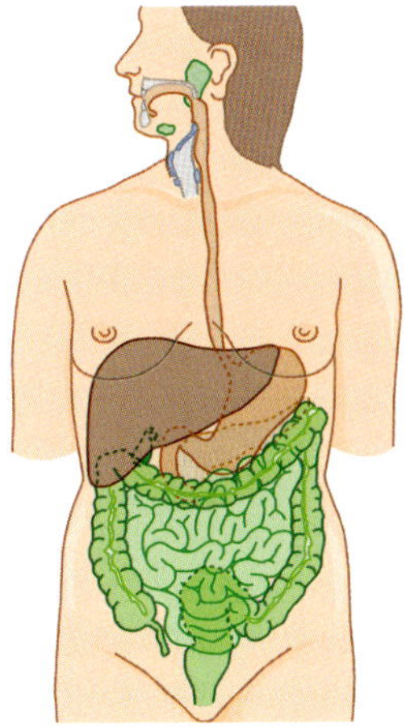

prozess selbst gelangen auf diese Weise in den Stoffwechsel des Organismus.

Hier vollzieht sich der entscheidende Schritt, wo Störungen des Verdauungsapparates beginnen, sich im gesamten Organismus bemerkbar zu machen. Eine Auswirkung davon ist die enorme Zunahme von Intoleranzen bzw. Allergien. Die oben beschriebenen Zusammenhänge zeigen aber auch ganz deutlich, dass die Wurzel dieser Tendenzen in der Entwicklung von Fehlverdauungsprozessen zu sehen ist.

Info

Viele frauenspezifische Erkrankungen gründen in einer eingeschränkten Verdauungsleistung. Fehlverdauungen führen zu Gärung und Fäulnis, die den Gesamtorganismus stark beeinträchtigen.

Mayr bezeichnete solche Fehlverdauungsprozesse als „chronischen Verdauungsschaden“. Er wies auch darauf hin, dass die im Verdauungsapparat entstehenden Giftstoffe verantwortlich dafür sind, dass wir krank werden und vorzeitig altern. Heute wissen wir, dass durch solche Störungen alle Funktionen des Stoffwechsels beeinflusst werden. Mehr noch: Fast alle unsere Zivilisationserkrankungen nehmen darin ihren Ursprung. Es ist also nur nahe liegend, hierin auch die Ursache für viele frauenspezifische Erkrankungen zu sehen.

Wie unser Körper sich schützt

Nun hat der Organismus einige Schutzmechanismen eingebaut, um diesen Verdauungsstörungen nicht völlig tatenlos ausgeliefert zu sein. Aber gerade darin liegt auch ein Potenzial für gesundheitliche Störungen. Oft werten wir diese Schutzmaßnahmen als das eigentliche Problem, wie z.B. die Entgiftung über die Leber. Erfolg versprechender ist es jedoch, das Übel an der Wurzel anzupacken.

Das Immunsystem

Wird durch die Entzündung im Verdauungsapparat die Barriere der Schleimhaut überschritten, versuchen eine Reihe von Hürden, die Verbreitung der Giftstoffe im Körper zu verhindern oder zumindest zu verzögern. Erste Stationen sind Lymph- und Immunsystem. Das Lymphsystem ist als Transportsystem parallel zum Blutkreislauf in erster Linie mit dem Transport der Nahrung aus dem Darm sowie dem der Schlacken im Körper beschäftigt. Es besteht eine enge Verknüpfung mit dem Immunsystem, denn Zellen des Lymphsystems haben auch wichtige Aufgaben im Bereich der körpereigenen Abwehr zu erfüllen.

Wie eine Art Grenzpolizei überwacht das Immunsystem im Verdauungsapparat die „Grenzgänger". Fremdartiges wird markiert, auch möglichst isoliert, um es rasch und effektiv abbauen zu können. Daher sind ca. 60 bis 70 % des Immunsystems an den Verdauungsapparat gekoppelt, was allerdings auch bedingt, dass es oft zu „Stauungen" im Lymphabfluss des Darmes kommt. Der Ab- und Weitertransport der störenden Giftstoffe wird so zumindest verzögert. Je ausgeprägter diese Stauung ist, desto mehr beeinträchtigt sie rückwirkend den Verdauungsvorgang.

Info

Lymphsystem, Leber und Bindegewebe haben Schutzfunktionen. Sie sorgen dafür, dass Giftstoffe nicht bis zu den einzelnen Zellen gelangen, sondern abgefangen werden, bevor sie Zellen schädigen können.

Die Leber

Als nächste Hürde ist die Leber vorgesehen, unser Hauptstoffwechsel- und Entgiftungsorgan. Alles, was über den Darm aufgenommen wird, wird von der Leber weiterverarbeitet. Sie ist dafür verantwortlich, dass ein konstanter Blutspiegel von Aminosäuren aufrechterhalten wird, verteilt das aufgenommene Fett und kann auch geringe Zuckerspeicher anlegen. Vor allem sorgt sie dafür, dass Giftstoffe entsorgt werden. Am bekanntesten ist ihre Rolle beim Abbau von Alkohol, der aber nur einer von vielen belastenden Stoffen ist.

Obwohl die Leber sehr leistungsfähig ist, kommt auch sie früher oder später an ihre Grenze. Dann allerdings gelangen die einzelnen Giftstoffe via Blutkreislauf in den gesamten Organismus und können praktisch an jeder Zelle zu einer entsprechenden Störung führen.

Das Bindegewebe

Um hier gravierende Beeinträchtigungen vielleicht noch in letzter Minute verhindern zu können, hat die Natur einen weiteren Filter eingebaut: das Bindegewebe. Es durchzieht als dreidimensionales Netzwerk den Organismus und fängt viele Giftstoffe ab, bevor diese die Zelle schädigen können.

Umgekehrt werden viele Abfallprodukte des Zellstoffwechsels ins Bindegewebe abgegeben, weshalb man es auch als eine Art Mülldeponie bezeichnen kann. Auch wenn Mülldeponien ganz offensichtlich notwendig sind, möchte doch niemand auf einer solchen leben. Zumal eben dort vielfältige Reaktionsprodukte entstehen, die ebenfalls unser Wohlbefinden beeinträchtigen können. Es erscheint daher nur logisch und notwendig, solche Mülldeponien von Zeit zu Zeit zu entleeren. Das erfolgt auch regelmäßig, wenn wir dem Körper die Möglichkeit dazu geben. Doch dazu später.

Die Nieren

Um letztlich die nicht mehr benötigten Stoffe ausscheiden zu können, werden sie vom Blut zu den Nieren transportiert. Diese filtern aus dem Blut die Abfallprodukte des Stoffwechsels, konzentrieren sie im Urin, der dann den Körper verlässt. Darüber hinaus regeln die Nieren durch ihre Fähigkeit der Rückresorption von Mineralstoffen den Gehalt derselben im Organismus. So wird beispielsweise eine Osteoporose erst dann entstehen, wenn Kalzium als Kompensation des Säure-Basen-Gleichgewichts über die Nieren verloren geht.

Info

Der Körper folgt einem gleich bleibenden Schema: Wirken Giftstoffe auf ihn ein, so versucht er diese auszuscheiden. Wenn ihm das in ausreichendem Maß gelingt, kommt er wieder ins Gleichgewicht. Bleibt aber die Schädigung, z.B. durch eine mangelhafte Verdauung, länger und intensiver bestehen, so ermüdet mit der Zeit die körpereigene Regulation.

Reaktion nach Plan

Ausgehend vom Verdauungsapparat kann es an allen Stellen des oben beschriebenen Weges der Giftstoffe durch den Körper zu Reaktionen kommen. Reaktionen, die Missempfindungen hervorrufen, unsere Leistungsfähigkeit beeinträchtigen oder auch zu gravierenden Symptomen und Beschwerden führen können. Es stellt sich nun die Frage, ob die ablaufenden Reaktionen bestimmten Gesetzmäßigkeiten folgen. Und tatsächlich belegen verschiedenste Autoren mit den unterschiedlichsten Methoden eine solche naturgemäße Regulation.

Im Normalfall

Gehen wir von einem gesunden, ausgeglichenen Organismus aus, so läuft folgendes Reaktionsmuster ab: Kommt ein Reiz (Giftstoff, Bakterium, aber auch Emotion) an eine gesunde Zelle, so versucht diese, das auslösende Antigen abzuwehren. Sie wird dazu all ihre Kräfte einsetzen, um beispielsweise den Giftstoff auszuscheiden. Diese Mehraktivität zeigt sich in allen Funktionen der Zelle bzw. des Organs.

Am Beispiel des Verdauungsapparates würde es bedeuten, dass durch vermehrte Sekretion und muskuläre Aktivität (Peristaltik) die Ausscheidung gefördert wird. Wir kennen das im Extremfall als Durchfall nach Verzehr von „verdorbenen Lebensmitteln“ oder auch bei einer

Magen-Darm-Grippe. Reicht diese Maßnahme aus, um den Übeltäter vollständig zu eliminieren, kehrt dieses Organ wieder zum Alltagsgeschehen zurück.

Bei zu großer Belastung

Bleibt jedoch der schädigende Einfluss länger bestehen oder vermag die Regulation dagegen nicht ausreichend anzukämpfen, tritt ein langsames Nachlassen der Leistungsfähigkeit ein. Die Organfunktionen werden schwächer, die Sekretion des Darmes lässt nach und auch die Peristaltik nimmt langsam aber kontinuierlich ab. Vielleicht sogar so weit, dass nahezu keine Ausscheidung mehr stattfindet.

Nach diesem gleich bleibenden Schema laufen praktisch alle Stoffwechselvorgänge ab. Sie betreffen den Organismus insgesamt und lassen sich im Detail an Organfunktionen bis hin zu zellulären Ebenen, aber auch in den biochemischen Abläufen des Stoffwechsels ablesen. So beeinflussen sie unsere Verdauung, unseren Bewegungsapparat, die Haltung, die hormonelle Regulation, ja sogar unser Gefühlsleben. Auch diese als „Stimmungsschwankungen“ bekannten Phänomene unterliegen einer solchen natürlichen Regulation.

Info

In der Diagnostik versuchen wir Ärzte, den Stand der Regulation zu erfassen. Dabei ist es natürlich wichtig, manifeste Erkrankungen zu erkennen. Noch wichtiger ist es aber, bereits im Vorfeld einer Erkrankung deren Tendenzen zu erkennen, um möglichst frühzeitig Gegenmaßnahmen einleiten zu können.

Die Diagnosemöglichkeiten

Das große Verdienst von F.X. Mayr war es, diesen stadienhaften Ablauf diagnostisch nutzbar zu machen. Durch eine erweiterte klinische Untersuchung erkennt der nach Mayr geschulte Arzt einerseits, in welchem Stadium der „Belastung“ die betreffende Person im Moment ist, andererseits aber auch, welches Organ bzw. welche Organsysteme vorrangig betroffen sind. Wie bei einem Puzzle kann so ein Bild vom aktuellen Gesundheitszustand entwickelt werden.

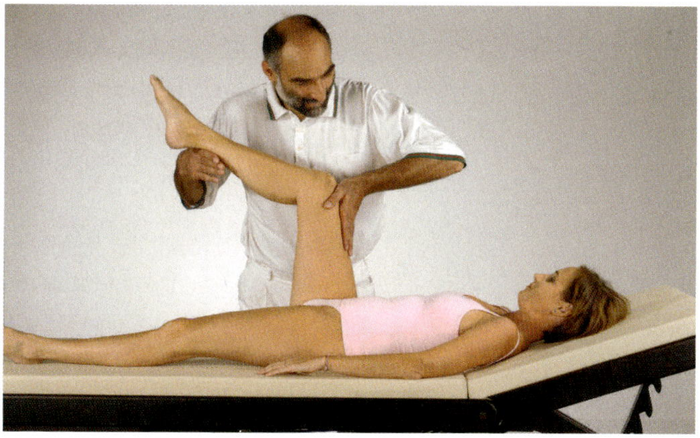

Heute wird die Moderne Mayr Medizin noch durch die Diagnose mittels Applied Kinesiology erweitert. Die Applied Kinesiology

Applied Kinesiology

In den 1960er Jahren fand der amerikanische Chiropraktiker George Goodheart heraus, dass es direkte Zusammenhänge zwischen Muskeln, Organen und Akupunktur-Meridianen gibt, und entwickelte daraus die Applied Kinesiology. Der Organismus zeigt Belastungen durch eine Veränderung der Stärke einzelner Muskeln an, die in Muskeltestreaktionen nachgewiesen werden können. Auf diese Weise lassen sich die Wirkung von Lebensmitteln oder Mineralstoffen und vor allem die hormonelle Regulation des Körpers überprüfen.

bietet eine ideale Möglichkeit, über Änderungen der Muskeltestreaktionen funktionelle Zusammenhänge sichtbar und spürbar zu machen. So erhält der Arzt ein umfassendes Bild des Reaktionsverhaltens im Organismus, welches die bisherigen diagnostischen Möglichkeiten ergänzt und das therapeutische Vorgehen absichert.

Folgen für den Gesamtorganismus

Das Auftreten von Giftstoffen hat charakteristische Auswirkungen auf unseren Organismus. Die Lebendigkeit drückt sich auch in der Spannkraft bzw. im Grad der Anspannung eines Organs oder Organteils, im so genannten Tonus, aus. Man kann davon ausgehen, dass die Konsequenzen einer Giftstoffbelastung im Körper zu einem veränderten Tonus führen.

Überreaktionen

Tatsächlich findet man am Anfang einer Giftstoffbelastung einen erhöhten Tonus. Dieses, als Exzitation bezeichnete Stadium zeigt sich in der erhöhten Erregung aller Systeme.

Anfängliche Wachheit wird von Überaktivität abgelöst; bei Kindern wird Hyperaktivität beobachtet. Die Muskeln sind derart angespannt, dass sie zu Krämpfen neigen, wie z.B. bei spastischer Obstipation, Prämenstruellem Syndrom oder Migräne. In der hormonellen Regulation zeigt sich eine Tendenz zur Überfunktion, beispielsweise bei der Schilddrüse. Oft macht sich eine gewisse innere Unruhe, Nervosität, Erregtheit oder Rastlosigkeit bemerkbar, die auch Auswirkungen auf das emotionale Wohlbefinden hat.

Häufig lässt aber nach relativ kurzer Zeit die Spannkraft nach. Man fühlt sich zunehmend müde, erschöpft, ausgelaugt. Um es mit einer modernen Formulierung auf den Punkt zu bringen: Man ist gestresst. Tatsächlich sind solche Einflüsse aus dem Darm als „Stressauslöser" zu sehen, die Bezeichnung ist nicht so falsch. Und auch die Stressreaktion, von dem deutschen Forscher Prof. Dr. Hans Selye erstmals beschrieben, bestätigt diesen stadienhaften Ablauf der Regulation. Dieser Stress führt aber auch noch zu weiteren körperlichen Reaktionen.

Der gestresste Körper

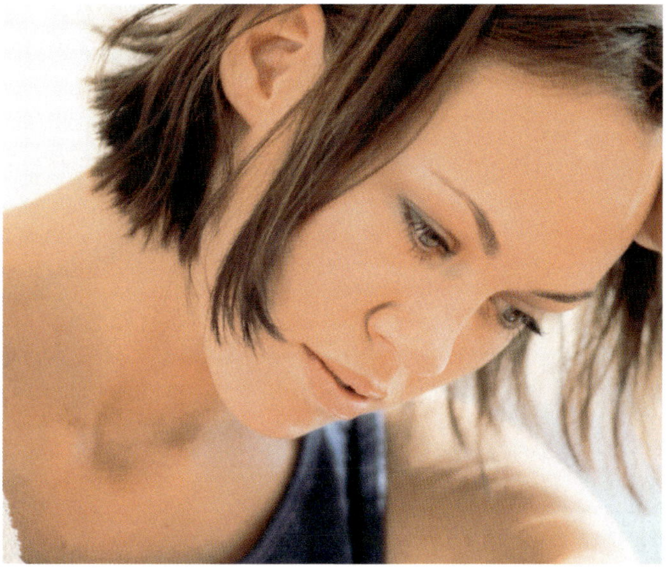

Im hormonellen System kommt es zu einer Erschöpfung der Nebenniere, die eigentlich die Aufgabe hat, Hormone gegen den Stress zu produzieren, Adrenalin für die akute und Cortison für die länger anhaltende Belastung. Außerdem produziert die Nebenniere auch die Sexualhormone, also Östrogen, Progesteron und Testosteron. Auswirkungen in Bezug zum Hormonhaushalt sind also ebenfalls zu erwarten. So sind z.B. früh auftretende Wechselbeschwerden wie auch das Prämenstruelle Syndrom Ausdruck dieser Erschöpfung. Besonders deutlich tritt der Zusammenhang bei unerfülltem Kinderwunsch zutage (siehe Seite 103–117).

Ein weiteres System, welches sehr sensibel auf Stress reagiert, ist das Immunsystem. Eine größere Anfälligkeit gegenüber Infekten, wiederkehrende Erkältungen und Ähnliches zeigen die Schwäche bzw. Erschöpfung in diesem Organsystem an. Hier können als Folge vermehrt Lebensmittelintoleranzen auftreten.

Und auch der Verdauungsapparat selbst ist bei Stressreaktionen betroffen. Es kommt zu einer chronischen Übersäuerung mit den entsprechenden Beschwerden im Magenbereich (Gastritis, Geschwür im Magen oder Zwölffingerdarm) und zu einer Veränderung der Darmflora. Dadurch treten vermehrt Fehlverdauungsleistungen auf, beispielsweise durch Zersetzungsprozesse als Folge von oder Ursache für Pilzbelastungen oder Parasitenbefall.

Am sichtbarsten wird jedoch das Bindegewebe vom Tonus beeinflusst. Veränderungen der Spannkraft zeigen sich deutlich an der Straffheit und Elastizität der Haut, an Zahl und Art der Faltenbildung sowie an der Haltung der Person.

Info

Die Haut ist ein guter Indikator für den Grad von Stress, dem der Körper ausgesetzt ist. Frühzeitig nachlassende Elastizität und Spannkraft sind ein Zeichen von Erschöpfung.

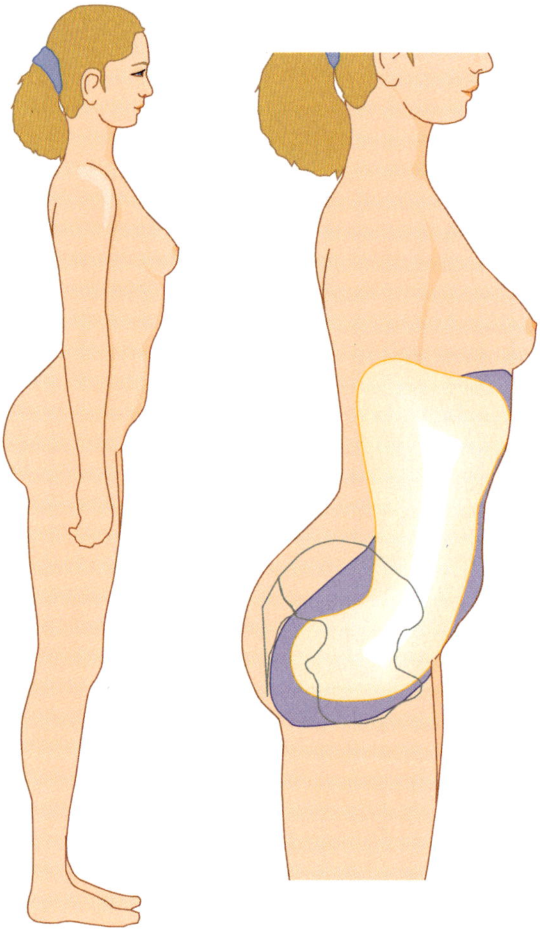

Die Haltung

Es steht außer Frage, dass unsere Körperhaltung Aufschluss über unseren momentanen Gemütszustand gibt. Es ist nicht einerlei, ob wir erhobenen Hauptes durch diese Welt schreiten oder mit gesenktem Blick und schweren Schultern. Betrachten wir einmal den Einfluss des Verdauungsapparates auf die Haltung an zwei entgegengesetzten Beispielen:

Entzündlicher Bauch – Entenhaltung

Wir haben bereits gesehen, dass ein chronischer Verdauungsschaden oft zu Entzündungen führt. Solche Stoffwechselprozesse ziehen entsprechende Regulationsmaßnahmen nach sich, die zum Teil als Kompensation, zum Teil als Schutzmaßnahmen gedacht sind. Bei entsprechender konstitutioneller Möglichkeit versucht der Organismus, die Konsequenzen der Irritation aus dem Darm durch eigene Veränderungen der Wirbelsäule auszugleichen.

Bei der so genannten Entenhaltung, bei der das Becken nach hinten weggekippt wird, wird durch die Wirbelsäulen- bzw. Haltungsveränderung versucht, die Entzündung von den inneren Genitalorganen fern zu halten. Daher ist diese Kompensationsform häufig bei Frauen anzutreffen.

Allerdings müssen die Gesetze der Statik gewahrt bleiben. Die Wirbelsäule versucht, uns möglichst viel Bewegungsfreiheit bei gleichzeitiger Standfestigkeit zu ermöglichen. Die Ausrichtung erfolgt über die Augenebene, die immer horizontal bleiben muss. Kippt also das Becken der Frau nach hinten, so entsteht ein Knick im Übergang von der Brust- zur Lendenwirbelsäule. Des Weiteren wird der Oberkörper relativ gerade nachjustiert, damit sich die Augenebene nicht verschiebt. Eine solche Kompensation ist nur unter entsprechender Zuhilfenahme der Muskulatur möglich, die die Haltungsänderung fixiert.

Versuchen Sie einmal vor dem Badezimmerspiegel, eine derartige Haltungsänderung bewusst herbeizuführen. Es kostet einiges an Kraft und Sie werden sofort erkennen, wo die vorrangigsten Probleme liegen. Dort nämlich, wo die „Knickbildung" der Wirbelsäule am ausgeprägtesten ist, werden zum Teil massive Schmerzen auftreten. Und genau deshalb suchen zahlreiche Frauen die ärztlichen Praxen auf, werden von Gynäkologen, Orthopäden, oft auch von Chirotherapeuten behandelt, ohne dass einmal der Bauch in die Überlegungen miteinbezogen wird. Dass dies keinen anhaltenden Erfolg bringen kann, ist logisch, wenn man die obigen Zusammenhänge bedenkt.

Info

Die Wirbelsäule selbst ist nur selten die Ursache von Rückenbeschwerden. Sie zeigt uns aber mit Schmerzen an, wenn ihre Kompensationsmöglichkeiten erschöpft sind. Haltungsänderungen sind also eine Folge krankheitsbedingter Einflüsse.

Wenn der Kiefer knackt

Neben Kreuzschmerzen ergeben sich aber auch andere Konsequenzen. Durch die angepasste Haltung müssen die Skelettmuskeln der Ober- und Unterschenkel einen veränderten Tonus aufrechterhalten. Wir sprechen von Kompensationen durch ganze Muskelketten. Auch diese zeigen dann schmerzhafte Verspannungen, die sich nach entsprechender Zeit auf die Knie-, Hüft- oder Fußgelenke auswirken können.

Die Haltungsänderungen bedingen aber auch Folgereaktionen im oberen Körperbereich. Verspannungen der Schulterpartien und des Nackens sind noch leicht nachvollziehbar. Jedoch ziehen sich Auswirkungen bis in den Bereich des Kopfes und zeigen Reaktionen vor allem beim Kiefergelenk. Die Bisssituation und die Belastung an den Zähnen kann sich verändern. So manches „Knacken im Kiefergelenk" kommt also eigentlich aus dem Bauch. Um diesen Einfluss sichtbar zu machen und in der Folge auch optimal therapieren zu können, ist eine Untersuchung mittels Applied Kinesiology besonders hilfreich.

Unbewusste Schutzmaßnahmen

Doch kehren wir noch einmal zum Bauch zurück. Entwickelt sich im Verdauungsapparat eine Entzündung, ist dies immer mit Schmerzen verbunden. Auch wenn Sie diese nicht als solche wahrnehmen, weil sich der Stoffwechsel daran gewöhnt hat, so vollziehen sich auch im lokalen Bereich einige Kompensations- und Schutzmaßnahmen.

Wenn wir Schmerzen wahrnehmen, suchen wir bewusst oder unbewusst eine Schonhaltung, das heißt eine möglichst schmerzfreie Position. Bei Schmerzen in den Gelenken z.B. reduzieren wir die Bewegung auf das absolute Minimum, oft vermeiden wir jegliche Bewegung. Bei einem entzündlich irritierten Darm setzt ein vergleichbarer Mechanismus ein: Das Zwerchfell, das mit jedem Atemzug den Druck im Bauchraum erhöht, wird angewiesen, das nicht mehr in der gleichen Intensität zu tun, damit es weniger schmerzt. Als Konsequenz wird die Atmung oberflächlicher, es wird vermehrt mit der Brustkorbmuskulatur gearbeitet, sodass, zumindest bei Belastungen, eine Tendenz zur Kurzatmigkeit entsteht.

Info

Entzündungen im Darm rufen Schmerzen hervor, die, obwohl wir sie nicht direkt wahrnehmen, unseren Körper zu Haltungsänderungen veranlassen. Genauso können Fettpölsterchen am Bauch Anzeichen einer Schutzmaßnahme des Körpers sein, die den entzündeten Darm vor Druck von außen bewahrt.

Durch die unmittelbare Nachbarschaft der Verdauungsorgane zu Gebärmutter und Eierstöcken greifen solche Entzündungen auch auf diese über. Damit können Darmentzündungen auch zu PMS, unspezifischen Unterleibsbeschwerden oder Wechselbeschwerden führen bzw. diese verstärken.

Um den entzündeten Darm auch von außen, also z.B. vor Druckbelastungen, zu schützen, wird reflexartig das Unterhautfettgewebe in diesem Bereich verstärkt. Die mit dem Dünndarm in Verbindung stehenden Areale befinden sich knapp unterhalb und seitlich des Nabels. Dies sind oft genau jene Fettpölsterchen, die die „Bikinifigur“ verderben. Leidvolle Erfahrungen mit Bewegung, spezieller Gymnastik oder auch Fettabsaugen belegen, wie hartnäckig gerade diese Fettansammlungen sind. Es wird aus der Darstellung der oben genannten Zusammenhänge verständlich, dass nur eine Verbesserung der Situation des Verdauungsapparates wirklich Abhilfe schaffen kann.

Lässige Haltung

Ein anderes Bild zeigt sich uns bei der lässigen Haltung. Hier haben wir einen Menschen vor uns, der von Natur aus weniger muskuläre Kraft und damit weniger muskuläre Kompensationsmöglichkeiten hat. Trotzdem zeigt die Situation des Verdauungsapparates, dass mehr Platz benötigt wird. Im Verdauungsapparat selbst finden sich zwar

Zersetzungsprozesse, aber weniger Entzündung. Entsprechend dem oben beschriebenen Ablauf der Entwicklung von Funktionsstörungen ist diese Person im Stadium der Erschöpfung.

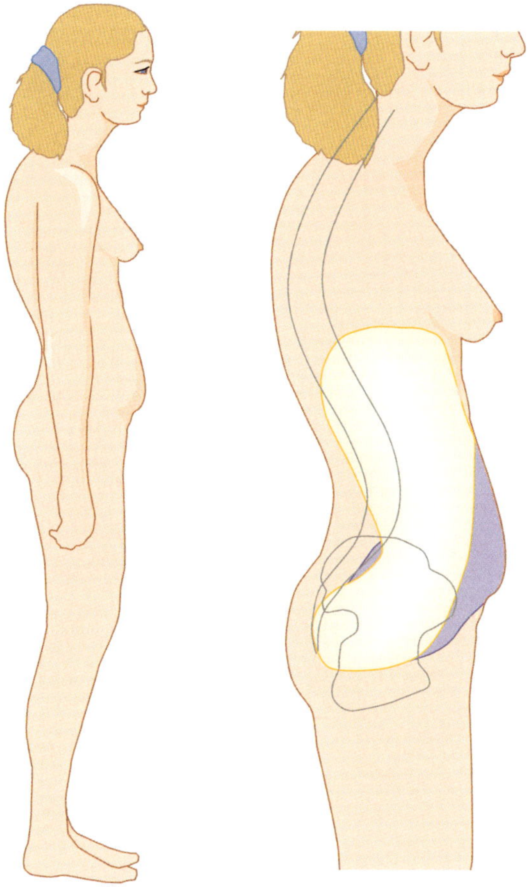

Wenn wenig Muskelkraft zur Verfügung steht, wird die Anpassung der Haltung durch die Schwerkraft erfolgen. Die Wirbelsäule wird stärker gekrümmt, was einen gewissen Raumgewinn bringt. Gleichzeitig aber hängen die Schultern herab, der Rücken wird rund, was gemeinsam mit der muskulären Schwäche auch die Atmung beeinträchtigt. Als Konsequenz daraus gelangt weniger Sauerstoff zu den Körperzellen, was wiederum Nachteile im Energiestoffwechsel nach sich zieht.

Insgesamt hat man nicht den Eindruck von großer Spannkraft, sondern vielmehr vom Nachlassen derselben. Nur mit Gymnastik oder Haltungsturnen, was Kindern und Jugendlichen mit dieser Haltung gerne empfohlen wird, wird keine grundlegende Änderung zu erzielen sein.

Beschleunigter Alterungsprozess

Auch im Bindegewebe, dem Kollagen und Elastin sowie der Haut zeigt sich die geringere Spannkraft in einem „Substanzverlust" mit vermehrter Faltenbildung. Die Elastizität der Haut nimmt ebenfalls ab, sodass Hautfalten leichter „stehen bleiben". Insgesamt hat man den Eindruck von einem rascheren Alterungsprozess. Parallel zeigt sich die Erschöpfung im Stoffwechsel. Langsame, zum Teil sogar träge Verdauungsvorgänge begünstigen Zersetzungsprozesse und eine geringe enzymatische Leistungsfähigkeit. Die Neigung zu Unterfunktion im hormonellen System, vorzeitigem Eintreten der Menopause sowie eine gewisse Trägheit im emotionalen Bereich sind einige Beispiele von möglichen Auswirkungen.

In der Diagnostik nach Mayr wird festgehalten, wo die individuellen Befindlichkeiten beeinträchtigt sind. Sinn und Zweck der Therapie liegen darin, möglichst viele Störungen abzustellen, sodass der Einzelne wieder zu seiner optimalen Leistungsfähigkeit findet. Durch und mit der Diagnostik wird auch der Therapiefortschritt kontrolliert.

Info

Die Mayr-Therapie durch einen entsprechend geschulten Arzt ist darauf ausgerichtet, die krankhaften Veränderungen des Darms aufzuspüren und auf schonende Weise zu behandeln.

Schönheit und Verdauung

Schönheit, Attraktivität und Ausstrahlung – welche Frau möchte diese Attribute nicht für sich in Anspruch nehmen können?

Empfindet sich eine Frau anders, so glaubt sie vielleicht, von der Natur „vergessen" worden zu sein, oder einfach, dass andere Frauen mehr Schönheit mitbekommen haben. Natürlich lassen sich die Erbanlagen weder leugnen noch ändern, aber es kommt auch darauf an, was wir daraus machen.

Giftstoffe hinterlassen sichtbare Spuren

Wir haben bereits gesehen, dass bei Störungen des Verdauungsprozesses eine Reihe von Giftstoffen gebildet werden. Sowohl Fäulnis-, vor allem aber auch die Gärungsgifte hinterlassen sichtbare Spuren an Haut, Haaren, Nägeln und auch an den Gefäßsystemen. Länger dauernde Einwirkungen führen z.B. zu den typischen Teleangiektasien, allgemein auch als Couperose bezeichnet. Finden sich solche Erweiterungen der kleinen oberflächlichen Hautgefäße z.B. im Gesicht, an den Wangen oder an der Nase, ist der Zusammenhang mit dem Verdauungsapparat offensichtlich.

Im Bereich der Venen bilden sich dann gerne „Besenreiser", die in der Folge durch vielerlei Maßnahmen mehr oder weniger erfolgreich behandelt werden. Auch die Ausbildung von Krampfadern (Varizen) fällt in diesen Bereich. Es ist meist nicht die „angeborene Bindegewebsschwäche", der man machtlos ausgeliefert scheint, sondern vielmehr eine sich im Laufe der Zeit entwickelnde Schädigung des Bindegewebes durch die oben erwähnten Giftstoffe. Solche Erscheinungen treten oft bei einem übermäßigen Verzehr von Rohkost – vor allem abends – auf.

Sind nicht Gefäße, sondern das Bindegewebe selbst betroffen, dann kommt es zu einem Verlust an elastischen Fasern sowie an Kollagen. Als Konsequenz daraus lässt die Spannkraft der Haut nach, sie wird „zu groß" und spannt sich nicht mehr straff über den Körper. Langsam aber sicher kommen Falten zum Vorschein. Selbstverständlich ist das auch Teil des natürlichen Alterungsprozesses. Die Belastungen aus dem Verdauungsapparat lassen diese Vorgänge jedoch schneller ablaufen, sodass man tatsächlich von einem rascheren und vorzeitigen Alterungsprozess sprechen kann. Wer hier nur von außen Kollagen oder Elastin zuführt, unterstützt zwar unsere Kosmetikindustrie, führt sonst aber eher einen Kampf gegen Windmühlen. Die Gesundung des Verdauungsapparates hingegen packt das Übel an der Wurzel. Weitere Erläuterungen und viele praktische Tipps finden Sie in dem Buch „Einfach schön mit F.X. Mayr" von Dr. Irmgard Zierden.

Tipp

Ein gesunder Darm macht schön und hält Haut sowie Bindegewebe länger jung. Es lohnt sich also, auf eine gesunde Ernährung zu achten.

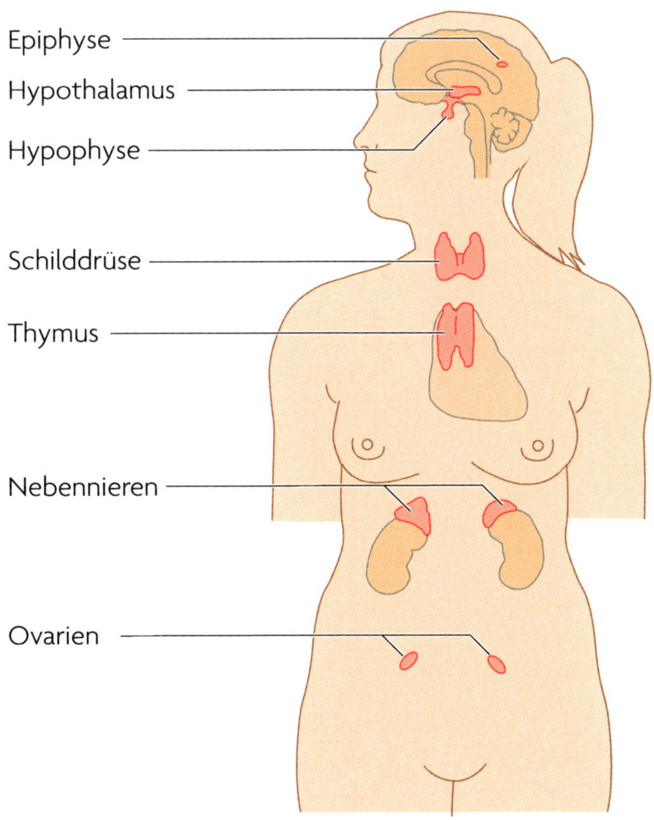

Hormonelle Regulation und Ernährung

Hormone sind Botenstoffe, die für viele Vorgänge im Stoffwechsel entscheidend sind. Dabei handelt es sich um vielfältige Substanzen. Entweder aus dem Bereich der Eiweiße oder aus dem Fettbereich. Wichtig ist zu sehen, dass viele Organe eine fein abgestimmte Zusammenarbeit pflegen, damit die hormonelle Regulation optimal ablaufen kann. Werden auch einzelne Funktionen und Stoffwechselprozesse bestimmten Hormonen zugeordnet, so ist jedoch eine isolierte Betrachtung einzelner Hormone nur bedingt möglich. Und auch die medizinische Gabe von Einzelhormonen (z.B. Östrogen oder Progesteron) hat Einfluss auf die gesamte Regulation.

Spätes Essen lässt Sie alt aussehen

In der „Anti-Aging-Medizin" wird dem Melatonin und dem Wachstumshormon (STH) große Bedeutung zugemessen. Beide Hormone werden vor allem nachts gebildet. Melatonin fördert den Schlaf, vor allem aber die Regeneration während der Nacht. Es gilt als wesentlicher Gegenspieler der Stresshormone der Nebenniere.

Tipp

Verzichten Sie ab und zu auf das Abendessen. Dinner-Cancelling ist der Schönheitstipp schlechthin.

Das Wachstumshormon wirkt ebenfalls regenerierend, wenn es auch seine wesentliche Funktion in der Jugend ausübt. Für die Produktion beider Hormone ist es wichtig, dass die Körpertemperatur während der Nacht reduziert wird.

Werden abends aber große Mahlzeiten eingenommen, die darüber hinaus auch noch einen hohen Anteil an gärungsfreudiger Rohkost haben, steigt unweigerlich die Körpertemperatur. Denn Ernährung bedeutet ja auch Energiezufuhr, was in Kilokalorien ausgedrückt wird. Mit dieser Energiezufuhr steigt automatisch die Körpertemperatur – umso stärker, je mehr gegessen wird und je mehr Gärungsprozesse entstehen. Die höhere Körpertemperatur verhindert dann die Bildung der zur nächtlichen Regeneration notwendigen Hormone, speziell von Melatonin und Wachstumshormon. Das hat zur Folge, dass der natürliche Alterungsprozess stark beschleunigt wird, wir also früher altern. Die Empfehlung der modernen Anti-Aging-Medizin lautet daher folgerichtig: Dinner-Cancelling!

Mayr formulierte es anschaulicher: „Es macht keinen Sinn, die Dampflokomotive anzuheizen und dann in den Schuppen zu stellen."

Stress im Wandel der Zeit

Ein weiteres Beispiel für die hormonelle Regulation ist die Reaktion des Körpers auf Stress. Ist dieser Begriff heute auch in aller Munde, so wurde er seinerzeit vom „Vater der Stressforschung", Hans Selye, folgendermaßen definiert: „Stress ist die Summe aller Einflüsse sowie die Reaktion unseres Körpers darauf."

Stress als Überlebensstrategie

Stress hat das Überleben unserer Spezies gesichert, Stress ist die Herausforderung an uns, die letztlich die Evolution möglich gemacht hat. Unsere Vorfahren standen oft Situationen gegenüber, in denen sie blitzschnell entscheiden mussten, ob sie kämpfen oder besser die Flucht ergreifen sollten. Um derartige „Flucht- oder Kampfreaktionen" ausüben zu können, benötigte der Körper rasch hohe Energiemengen, andernfalls war man verloren. Deshalb hat die Nebenniere die Aufgabe, über ihre Hormone Adrenalin und Cortison diese notwendige Energie unmittelbar bereitzustellen. In der Flucht oder im Kampf selbst wurden diese Energien dann umgesetzt bzw. verbraucht.

Neue Herausforderungen

Heute ist der Überlebenskampf ein anderer. Kein wildes Tier wartet an der nächsten Straßenecke, im Büro erwartet uns eine ganz andere Art von Stress, bei dem z.B. der hohe Termindruck eine große Rolle spielt. Auch die Zunahme von Umweltbelastungen chemischer und physikalischer Art, die unvernünftige und nicht naturgemäße Ernährungssituation und viele andere kleine, aber dafür umso bedeutungsvollere Details unseres Lebens erzeugen den Stress der Gegenwart. Und selbstverständlich haben auch Angst, Furcht, Ärger und andere Sorgen die Möglichkeit, uns in Stress zu versetzen.

Die Lebensbedingungen haben sich gewandelt, die Reaktion unseres Körpers ist aber gleich geblieben. Wir funktionieren wie unsere Vorfahren vor einigen hunderttausend Jahren. Die Nebenniere versucht durch vermehrte Aktivität dem Stress entgegenzuwirken, mobilisiert Energie, aber wir setzen diese mangels Bewegung nicht mehr wirklich um. Mit der Zeit resigniert das System förmlich, es kommt zum „Burn-out-Syndrom".

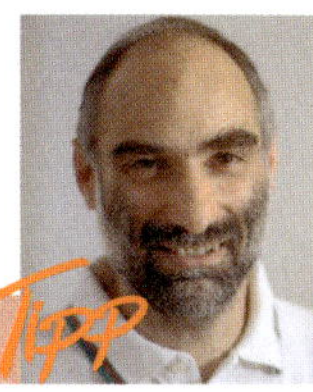

Mein Tipp

Sie tun Ihrem Körper und sich selbst einen Gefallen, wenn Sie sich nach einem stressigen Tag durch Bewegung einen Ausgleich verschaffen.

Erschöpfungszustände

Ist die Nebenniere erschöpft, hat dies auch Auswirkungen auf andere Hormone, vor allem die Sexualhormone Östrogen, Progesteron und Testosteron. Diese werden nämlich auch zu einem Teil in der Nebenniere gebildet, ebenso wie deren Vorstufe DHEA.

Östrogen und Progesteron sind untrennbar mit dem Menstruationszyklus der Frau verbunden. Ihr optimales Zusammenwirken ermöglicht das regelmäßige Heranreifen von Eizellen, bereitet eine Schwangerschaft vor und steuert diese letztlich auch. Im Lauf der Jahre ändert sich die Konzentration und das Verhältnis der Hormone, die Wechseljahre werden eingeleitet. In dieses feine Zusammenspiel wirkt auch die Nebenniere, ihre Erschöpfung drückt sich häufig in prämenstruellen Beschwerden aus oder führt zu einem verfrühten Auftreten der Wechseljahre (siehe Seite 137–139).

Die Situation spitzt sich oft auch dadurch zu, dass durch Stress vermehrt Mineralstoffe, Vitamine und Spurenelemente verbraucht werden und Defizite derselben genau die bereits beschriebenen Beschwerden verstärken.

Info

Bei Stress steigt Cholesterin unweigerlich an, da es die Vorstufe der Hormone Adrenalin und Cortison bildet. Eine medikamentöse Cholesterinsenkung ohne Stressmanagement ist daher nicht sinnvoll.

Cholesterin kompensiert

Für den Stoffwechsel der Hormone, vor allem der Nebenniere, müssen entsprechende Substrate vorhanden sein. Praktisch alle Steroidhormone, also Östrogen, Progesteron und Testosteron, werden aus Cholesterin hergestellt. Somit ist der Hormonstoffwechsel untrennbar mit dem Fettstoffwechsel verbunden.

Wird unser Körper einer vermehrten Stressbelastung ausgesetzt, stellt unser Organismus sicher, dass genügend Cholesterin zur Verfügung steht. Erhöhte Cholesterinspiegel sind daher nicht nur Folge der Cholesterinzufuhr über die Lebensmittel, sondern auch Ausdruck vermehrter Stressbelastung.

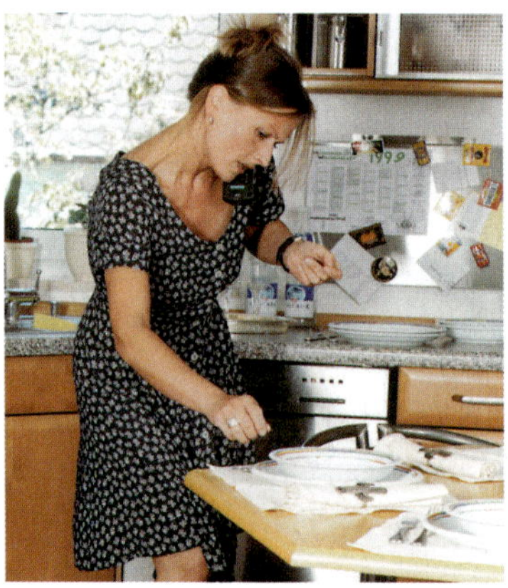

Aufgrund dieser Tatsache erscheint es nicht sinnvoll, einfach das Cholesterin zu reduzieren, da man dadurch dem Körper eine sinnvolle Kompensationsmaßnahme entzieht. Man muss natürlich berücksichtigen, dass hohe Cholesterinspiegel auch Risikofaktoren bergen. Betrachtet man jedoch die Gesamtsituation, erscheint ein gezieltes Stressmanagement weit sinnvoller.

Die Bedeutung von Mineralstoffen, Spurenelementen und Vitaminen

Damit der Stoffwechsel optimal ablaufen kann, benötigen wir eine Reihe von Mineralstoffen, Spurenelementen und Vitaminen, die nahezu überall im Körper an den Stoffwechselvorgängen beteiligt sind. Da diese Stoffe nicht unbegrenzt im Körper vorhanden sind und auch zum Teil im Stoffwechsel verbraucht werden, ist ihre regelmäßige Zufuhr über Lebensmittel notwendig. Doch genau das wirft heute einige Probleme auf. Unsere Lebensmittel enthalten zum Teil viel weniger dieser Vitalstoffe als noch vor einigen Jahren. Durch die modernen landwirtschaftlichen Anbaumethoden ist ihr Gehalt um bis zu 70 % gesunken.

Hinzu kommt, dass jede Form von Stress zu einem vermehrten Bedarf an diesen Vitalstoffen führt. Wir leben heute also in einer Situation, in der wir nicht nur über die Lebensmittel weniger Vitalstoffe zuführen können, sondern darüber hinaus durch unseren Lebensstil auch noch mehr davon verbrauchen. Daraus resultiert in vielen Fällen zwangsläufig ein Defizit, welches wiederum zu einer Reihe von unangenehmen Beschwerden führt bzw. bestehende Probleme verstärkt.

Eine Therapie sollte eine entsprechende Lebensstiländerung zum Ziel haben und als Grundlage die fehlenden Vitalstoffe in Form von Nahrungsergänzungsmitteln zuführen (siehe Substitution, Seite 53–63).

Info

Vitalstoffe sind lebensnotwendig. Durch die veränderten Bedingungen in der Landwirtschaft, die ungünstigen Ernährungsgewohnheiten und den durch Alltagsanforderungen vermehrten Verbrauch von Vitalstoffen ist oft eine ergänzende Zufuhr notwendig.

Der Säure-Basen-Haushalt

Der Säure-Basen-Haushalt ist ein grundlegendes Regulativ des gesamten Stoffwechsels. Seine vitale Bedeutung erkennen wir in der Notfallmedizin, denn bereits relativ geringe Abweichungen von einem optimalen Blut-pH – als Ausdruck des aktuellen Verhältnisses von Säuren und Basen – gelten als lebensbedrohlich. Darüber hinaus spielt aber das Verhältnis von Säuren zu Basen eine entscheidende Rolle für die Gesundheit des gesamten Organismus.

Wir erkennen heute, dass nahezu alle Zivilisationserkrankungen mit einer vermehrten Säurebelastung einhergehen. So ist es nicht verwunderlich, dass auch gerade bei frauenspezifischen Beschwerden der Säure-Basen-Haushalt ausgeglichen werden sollte.

„Das Säure-Basen-Gleichgewicht ist Voraussetzung für alle Stoffwechselfunktionen. Es ist die Basis für alle Lebensvorgänge des Organismus, Grundvoraussetzung zur Erhaltung der Gesundheit und die entscheidende Kraft, im Erkrankungsfall wieder rasch zu gesunden."

Dr. med. Michael Worlitschek

Säureausgleich in der Natur

Dass sauer nicht nur lustig macht, wissen wir spätestens seit es auch in der Natur durch Säuren zu Schädigungen kommt. Der für das Waldsterben mitverantwortliche saure Regen führt zu einer Übersäuerung des Bodens, die von der Natur (solange sie es selbst vermag) durch Mineralstoffmobilisation aus dem Boden ausgeglichen wird. In jüngster Zeit müssen Mineralstoffe aber immer öfter von Menschen zugesetzt werden. Für die Verringerung der Waldschäden durch Magnesiumbeigabe erhielt bereits vor Jahren ein österreichisches Unternehmen den „Umweltschutzpreis". Und heute gibt es in jedem Baumarkt z.B. Produkte zur Verbesserung des Graswuchses.

Säuren und Basen sind polare Gegenspieler, Stoffe mit entgegengesetzten chemischen Eigenschaften. Säuren enthalten H^+-Ionen (Wasserstoff), Basen OH^--Ionen (Hydroxylgruppen). Sie sind Ausdruck eines chemischen Spannungsfeldes, in dem sich der gesamte Stoffwechsel abspielt.

Säureregulation im Körper

Die Regulation von Säuren und Basen erfolgt im Organismus in engen Grenzen, um ein Zuviel an Säuren zu verhindern. Man kann das Verhältnis von Säuren zu Basen messen und im so genannten pH-Wert auf einer Skala zwischen 1 und 14 darstellen. Dabei drückt der Wert von 1 eine maximal saure Situation aus, 14 bedeutet ein maximal basisches Milieu.

Tipp

Um das Säure-Basen-Verhältnis in Ihrem Körper zu überprüfen, können Sie Teststreifen in der Apotheke kaufen. Sie zeigen den pH-Wert im Urin oder Speichel an.

Im menschlichen Organismus hat sich im Lauf der Evolution ein Verhältnis etabliert, das optimalerweise leicht im basischen Bereich liegt. Dies drückt sich in einem pH-Wert von 7,35 bis 7,4 aus, was für den Stoffwechsel letztlich Basizität bedeutet. Bereits geringe Abweichungen davon in Richtung Neutralität werden sofort durch eine Mineralstoffmobilisation ausgeglichen. Außerdem drückt das natürliche Verhältnis Base : Säure von 20 : 1 einen gewissen Schutzmechanismus von Basen gegenüber Säuren aus. Die Aggressivität der Säuren soll also durch einen deutlichen Überhang von Basen jederzeit abgepuffert werden können, weshalb letztlich neben dem pH-Wert die „Pufferkapazität" der entscheidende Faktor ist. Eine Entgleisung des pH-Wertes werden wir erst dann finden, wenn die Pufferkapazität erschöpft ist!

Auswirkungen von Säuren im Körper

Säuren beeinträchtigen alle Elemente lebendiger Strukturen. Dabei führen Säuren zu Entzündungen wie Magen-Darm-Entzündungen, verursachen Schmerzen (jeder Schmerz ist eine Übersäuerung – egal wo er auftritt), reduzieren die allgemeine Leistungsfähigkeit, führen zu Erschöpfung und Nachlassen der Konzentration. Sie begünstigen Allergien und Unverträglichkeiten, sind Wegbereiter für Herzinfarkt und Gehirnschlag, verursachen Krämpfe, Haarausfall und Stress und sie sind der entscheidende Faktor zur Entwicklung einer Osteoporose.

Viele typische Frauenerkrankungen und Beschwerden sind ebenfalls auf ein Übermaß an Säuren zurückzuführen, dazu gehören PMS, Wechselbeschwerden, hormonell bedingte Migräne (siehe Tabelle unten). Die Übersäuerung des Körpers beschleunigt unseren Alterungs-

Info

Ein ausgeglichener Säure-Basen-Haushalt ist überlebenswichtig und beugt vielen Erkrankungen vor. Wenn wir unsere Ernährung darauf ausrichten, können viele Beschwerden vermieden oder gelindert werden.

Zeichen einer Säurebelastung

Zunge:	Säurerisse, Flecken – wie auf einer Landkarte, Zahneindrücke
Haut:	Spannungsverlust, Schweiß, Akne, Tränenstraße, unreine Haut
Nägel/Haare:	Wachstumsstörungen, spröde Haare, Haarausfall
Schleimhäute:	Entzündung, Parodontose, Aphthen
Leber:	Schwellung, Kapselschmerz
Dünndarm:	Entzündung, Spasmen, Radixödem
Dickdarm:	Entzündung, Spasmen, Diverticulitis
Muskeln/Sehnen:	Gelosen, Ansatzschmerz, Ablagerungen, Schmerz
Genitalorgane:	Ausfluss, Entzündung der Eierstöcke, Vaginalmykose, Mastopathie
Knochen:	Osteoporose

Info

Der Verdauungsapparat steht im Zentrum der Säure-Basen-Regulation. Er produziert sowohl Säuren als auch als einziger große Mengen an Basen.

prozess und ist ab einem gewissen Stadium nicht mehr mit dem Leben vereinbar. Es sollte daher in unser aller Interesse liegen, einen möglichst ausgeglichen Säure-Basen-Haushalt zu erhalten.

Der Organismus wird also mit allen Mitteln versuchen, einen Überschuss an sauren Valenzen zu verhindern, indem er entweder Mineralstoffe bereitstellt, welche die Säuren neutralisieren, oder die Säuren ins Bindegewebe abschiebt, wo sie normalerweise effektiv gepuffert werden. Erst wenn die Speicherkapazität überfordert wird, entsteht eine Übersäuerung, die so genannte Acidose. Wir sehen hier, dass der Säure-Basen-Haushalt untrennbar mit dem Mineralstoffwechsel verknüpft ist. Eine ausreichende Zufuhr von Mineralien sichert die notwendige Regulation.

Die Rolle des Verdauungsapparates

Der Magen ist das Organ, das rein mengenmäßig für den Säure-Basen-Haushalt die entscheidende Rolle spielt, produziert er doch sowohl Säure (Salzsäure als Magensäure) als auch Basen (Natriumbicarbonat). Diese Produktion erfolgt im chemischen Gleichgewicht, das heißt, es werden mengenmäßig gleich viel Salzsäure und Natriumbicarbonat gebildet. Hierzu brauchen wir ein Enzym, dessen Funktion abhängig vom Mineralstoff Zink ist. Die hierfür notwendigen Ausgangssubstanzen Kochsalz, Wasser und Kohlensäure sind im Körper in ausreichendem Maß vorhanden.

Während die Salzsäure als Teil des Magensaftes in das Innere des Magens abgegeben wird, gelangt das Natriumbicarbonat ins Blut und wird so zu allen Zellen des Körpers, vor allem aber zu den so genannten „basophilen Organen“ transportiert.

Mit der Nahrungsaufnahme wird dieser Mechanismus in Gang gesetzt, sodass die Verdauung optimal ablaufen kann.

Die unterschiedlichen Funktionen von Säuren und Basen

Die Salzsäure leitet die Verdauung des mit den Speisen aufgenommenen Eiweißes ein. Durch sie werden die großen Eiweißmoleküle in kleinere zerlegt. Enzyme führen dann die nächsten Verdauungsschritte durch. Darüber hinaus hat die Salzsäure eine Reinigungsfunktion; sie tötet Bakterien oder Viren ab, welche mit den Speisen aufgenommen werden können.

Zu den „basophilen Organen", zu denen das Natriumbicarbonat transportiert wird, gehören in erster Linie die Verdauungsdrüsen, die Mundspeicheldrüse, die Bauchspeicheldrüse, Leber und Galle, der Dünndarm, die Prostata, die Brustdrüsen der Frau während der Stillperiode sowie das Bindegewebe.

Im Verdauungsapparat hat das basische Natriumbicarbonat folgende Bedeutung:

1. Aufgabe der Verdauungsdrüsen ist es, ein basisches Sekret und/oder Verdauungsenzyme zu produzieren, weil
2. die von den Enzymen im Inneren des Dünndarmes gesteuerte Verdauung ein basisches Milieu benötigt, um optimal ablaufen zu können.
3. Ein Missverhältnis von Säuren und Basen im Darminneren muss von den Verdauungssäften ausgeglichen werden. Da das unmittelbar basische Mineralstoffe verbraucht, wird die Basenreserve des Organismus verringert.

Info

Für eine optimale Verdauung brauchen wir ein basisches Milieu. Jede Form der Fehlverdauung führt zu einer Übersäuerung im Darm und beeinträchtigt so die Aufnahme von Nahrungsbestandteilen.

Herrscht ein weniger basisches oder sogar saures Milieu im Inneren des Darms, zunächst des Dünndarms, kann die Verdauung nicht optimal ablaufen. Dadurch wird die Verweildauer der Speisen im Darm verlängert, Gärungs- oder Fäulnisprozesse verändern die Darmflora und der Darm wird zum Ausgangspunkt für eine „Selbstvergiftung".

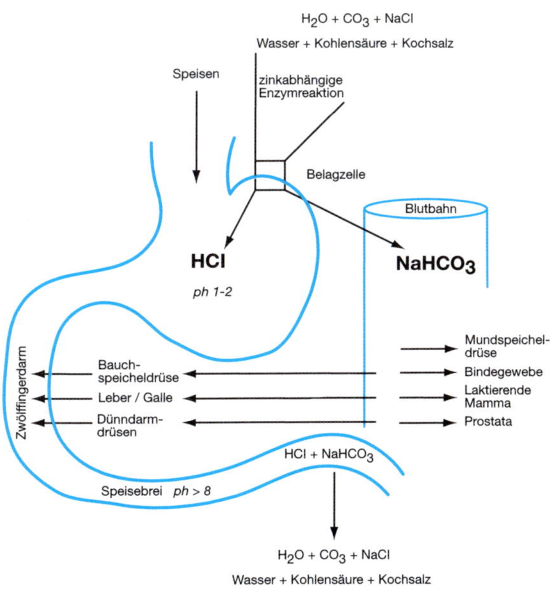

Verfolgen wir den in der Abbildung beschriebenen Weg von Säuren und Basen im Verdauungsapparat weiter, so erkennen wir einen in sich geschlossenen Kreislauf:

Vermengt mit den aufgenommenen Speisen erreicht die Salzsäure des Mageninneren nach einer gewissen Zeit das Duodenum, den Zwölffingerdarm, als ersten Abschnitt des Dünndarms. Das Natriumbicarbonat gelangt über das Blut zu den Verdauungsdrüsen, welche ihre basischen Verdauungssäfte produzieren. Im oberen Duodenum erfolgt die Abgabe der Verdauungssäfte von Leber (Galle), Bauchspeicheldrüse und Dünndarm, sodass diese Sekrete auf den sauren Speisebrei aus dem Magen treffen. Hier nun, wenige Zentimeter nach dem Magenausgang, erfolgt die Durchmischung von saurem Speisebrei und basischen Verdauungssäften, was einen schnellen Umschlag vom sauren auf ein deutlich basisches Milieu im Dünndarm zur Folge hat und für ein optimales Ablaufen des Verdauungsvorgangs notwendig ist.

„In einem versumpften und übersäuerten Boden ist das Gedeihen der Pflanzen mangelhaft. Auch ihre Zeichen der Fruchtbarkeit sind minderwertig."

F.X. Mayr

Idealerweise erfolgt das Zusammentreffen von Salzsäure und Natriumbicarbonat in der Form, dass genau so viele Ausgangsstoffe – nämlich Wasser, Kochsalz und Kohlensäure – gebildet werden, wie der Magen zur Produktion von Salzsäure und Natriumbicarbonat benötigt. Es erfolgt ein chemischer Ausgleich, ohne dass Säuren oder Basen übrig bleiben. Der Säure-Basen-Haushalt ist ausgeglichen, der Kreislauf geschlossen.

Einfluss der Ernährung auf den Säure-Basen-Haushalt

Der Säure-Basen-Haushalt wird durch die Ernährung auf zweierlei Art beeinflusst. Zunächst bringen Lebensmittel Säuren oder Basen in den Körper. Im Anschluss entsteht durch die Verarbeitung dieser Lebensmittel im Stoffwechsel entweder eine saure oder eine basische Wirkung (Stoffwechselsituation).

Die Lebensmittel

Es ist leicht zu verstehen, dass Lebensmittel, die von sich aus Säuren oder Basen in den Organismus einbringen, entweder eine Verstärkung der sauren oder der basischen Seite zur Folge haben. Daher ist es grundsätzlich hilfreich zu wissen, ob Lebensmittel Säure- oder Basenspender sind.

Wenn wir im Folgenden einzelne Lebensmittelgruppen auf ihre Stellung im Säure-Basen-Haushalt hin untersuchen, werden wir feststellen, dass die Ernährungsgewohnheiten in der heutigen Zeit zu stark in Richtung Säuren ausgerichtet sind.

Säure spendende Lebensmittel

Alle Formen von Eiweiß, insbesondere tierisches Eiweiß wie Fleisch, Fisch und Käse, sind die stärksten Säurespender. Getreide ist zwar pflanzlicher Herkunft, jedoch ebenfalls ein Säure spendendes Lebensmittel. Auch Alkohol, Kaffee und Nikotin sind Säurelieferanten, ebenso wie saure Südfrüchte, z.B. Zitronen, Ananas oder Orangen, tierische Fette und warmgepresste Pflanzenöle.

Säurewirkung durch Verbrauch von Basen

Manche Nahrungsmittel lassen ein saures Milieu entstehen, da sie Basen zu ihrer Verstoffwechselung benötigen. Hier sind vor allem die raffinierten Kohlenhydrate wie Fabrikzucker, Weißmehlprodukte und alle daraus hergestellten Speisen zu nennen. Sie entziehen dem Organismus basische Mineralstoffe. So kann z.B. Glucose (Zucker) nur im Beisein von Vitamin B, Kalzium und Magnesium verstoffwechselt werden.

Basen spendende Lebensmittel

Praktisch alle Gemüsesorten, vor allem die Kartoffel, beliefern den Körper mit Basen. Ebenso Milch – jedoch nicht Milchprodukte wie Topfen oder Käse, die wirken stark säuernd –, reifes heimisches Obst mit Ausnahme sauer schmeckender Südfrüchte, heimische Gewürz- und Wildkräuter sowie kaltgepresste Pflanzenöle.

Neutrale Lebensmittel

Einige Lebensmittel befinden sich annähernd in einem Säure-Basen-Gleichgewicht. Dazu gehören Wasser, Butter und Hirse.

Ob letztlich durch die aufgenommenen Lebensmittel eine saure oder basische Stoffwechsellage entsteht, entscheiden die Verhältnisse im Organismus, vor allem im Verdauungsapparat. Hier wiederum ist die individuelle Verdauungskraft der entscheidende Parameter.

Die Basen spendenden Lebensmittel, allen voran die Rohkost (Salat, Obst, Fruchtsäfte), führen, sofern sie nicht vollständig verstoffwechselt werden, zu einer sauren Stoffwechselsituation.

Tipp

Umkehrwirkung Basen spendender Lebensmittel durch Gärung: Lebensmittel bringen entweder Basen oder Säuren in den Körper. Im Stoffwechsel entstehen aber immer nur Säuren. Und auch durch Fehlverdauung (Gärung) entstehen Säuren, selbst dann, wenn das Lebensmittel ursprünglich Basen spendend war. Achten Sie also darauf, überwiegend basische Lebensmittel zu sich zu nehmen.

SAUER	BASISCH
* Fleisch	* Gemüse
* Fisch	* Kartoffeln
* Getreidespeisen	* Milch, Schlagsahne
* Milchprodukte	* reifes heimisches Obst
* Zitrusfrüchte	* kaltgepresste Pflanzenöle
* Raffinierte Öle und Fette	* Gewürze und Kräuter
* Industriekost und -getränke	
* Genussmittel	

Während raffinierte Kohlenhydrate wie Fabrikzucker und Weißmehl bei ihrer Verstoffwechselung dem Körper Mineralstoffe entziehen, bringen naturbelassene Lebensmittel wie Rohrohrzucker und vollwertiges Getreidemehl die Mineralstoffe in den Stoffwechsel mit ein. Deshalb bezeichnen wir auch nur die industriell hergestellten Lebensmittel als „Basen-“ oder „Mineralstoffräuber“.

Zu sauer

Betrachten wir die heutigen Ernährungsgewohnheiten unter den oben erwähnten Gesichtspunkten, so wird deutlich, dass im Durchschnitt eine „säureüberschüssige“ Ernährung vorliegt.

„Es gibt im menschlichen Organismus kaum ein Organ, Gewebe oder Funktionselement, das nicht durch Übersäuerung gestört oder geschädigt werden kann und das nicht durch Entsäuerung wieder gebessert würde.“

Dr. med. Berthold Kern

Viel Fleisch, Fisch und Käse bringen enorme Säuremengen in den Körper, raffinierte Kohlenhydrate reduzieren darüber hinaus die Basenreserven. Schlechte Essgewohnheiten verlängern außerdem die Verweildauer der Speisen im Verdauungsapparat und führen durch Gärung zur einer Übersäuerung. Diesen Kreislauf gilt es zu durchbrechen.

Bei den verschiedenen Stoffwechselvorgängen entstehen immer nur Säuren als Zwischen- oder Endprodukte, die dann vom Organismus neutralisiert und ausgeschieden werden müssen. Niemals entstehen Basen als Stoffwechselprodukte. Der Organismus ist also auf die Zufuhr von Basen durch die Ernährung bzw. in Form von Nahrungsergänzungsmitteln angewiesen (Orthomolekulare Medizin).

Die Säure-Basen-Balance

Für einen ausgeglichenen Säure-Basen-Haushalt beachten Sie bitte folgende Grundsätze:

* Reduzieren Sie den Anteil an Säure spendenden Speisen. Fleisch, Fisch oder Käse sollten nicht täglich, sondern nur jeden 2. oder 3. Tag gegessen werden.
* Säure spendende Lebensmittel sollten immer mit Basen spendenden Lebensmitteln kombiniert werden, und zwar im Verhältnis 1 : 2. Jede Mahlzeit enthält demnach nur 1/3 Fleisch oder Fisch und 2/3 basische Lebensmittel wie Gemüse oder Kartoffeln.
* Vermeiden Sie Getreidespeisen (Nudeln, Spätzle, Reis etc.) als Beilage zu Fleisch oder Fisch, da beide Säure spendend sind.
* Als wichtigste Basen spendende Lebensmittel essen Sie täglich Gemüse sowie reifes heimisches Obst in individuell gut verträglicher Zubereitung.
* Rohkost (Salat, Obst und Fruchtsäfte) sollten nur bis Mittag verzehrt werden, da diese abends unweigerlich eine Gärung mit Bildung von Säuren, Alkohol und Gas herbeiführen.
* Kaltgepresste Pflanzenöle sollten in ausreichender Menge verwendet werden, sie dürfen jedoch nicht erhitzt werden. Man gibt die Öle vor dem Anrichten über Gemüse, Salat, Kartoffeln, Aufstriche oder in die Basensuppe.
* Auch negativer Stress wirkt stark säuernd, er sollte bei der Nahrungsaufnahme unbedingt vermieden werden. Die Pflege der Esskultur steht wieder an oberster Stelle. Fernsehen, Radio, Zeitunglesen während des Essens behindern den Stoffwechsel.
* Gutes Kauen und Einspeicheln, in Ruhe essen, nicht zu viel bzw. zu spät am Abend essen sind wichtige Maßnahmen, die gewährleisten, dass die aufgenommenen Lebensmittel gut verdaut und verstoffwechselt werden. Ein Nichtbeachten dieser Grundsätze führt zur Überforderung des Verdauungsapparates, zu Fehlverdauung und somit wieder zur Übersäuerung.

Info

Ein ausgeglichener Säure-Basen-Haushalt ist die Grundlage für Gesundheit und Wohlbefinden. Wenn Sie die einfachen Regeln der Säure-Basen-Balance beachten, haben Sie schon viel gewonnen.

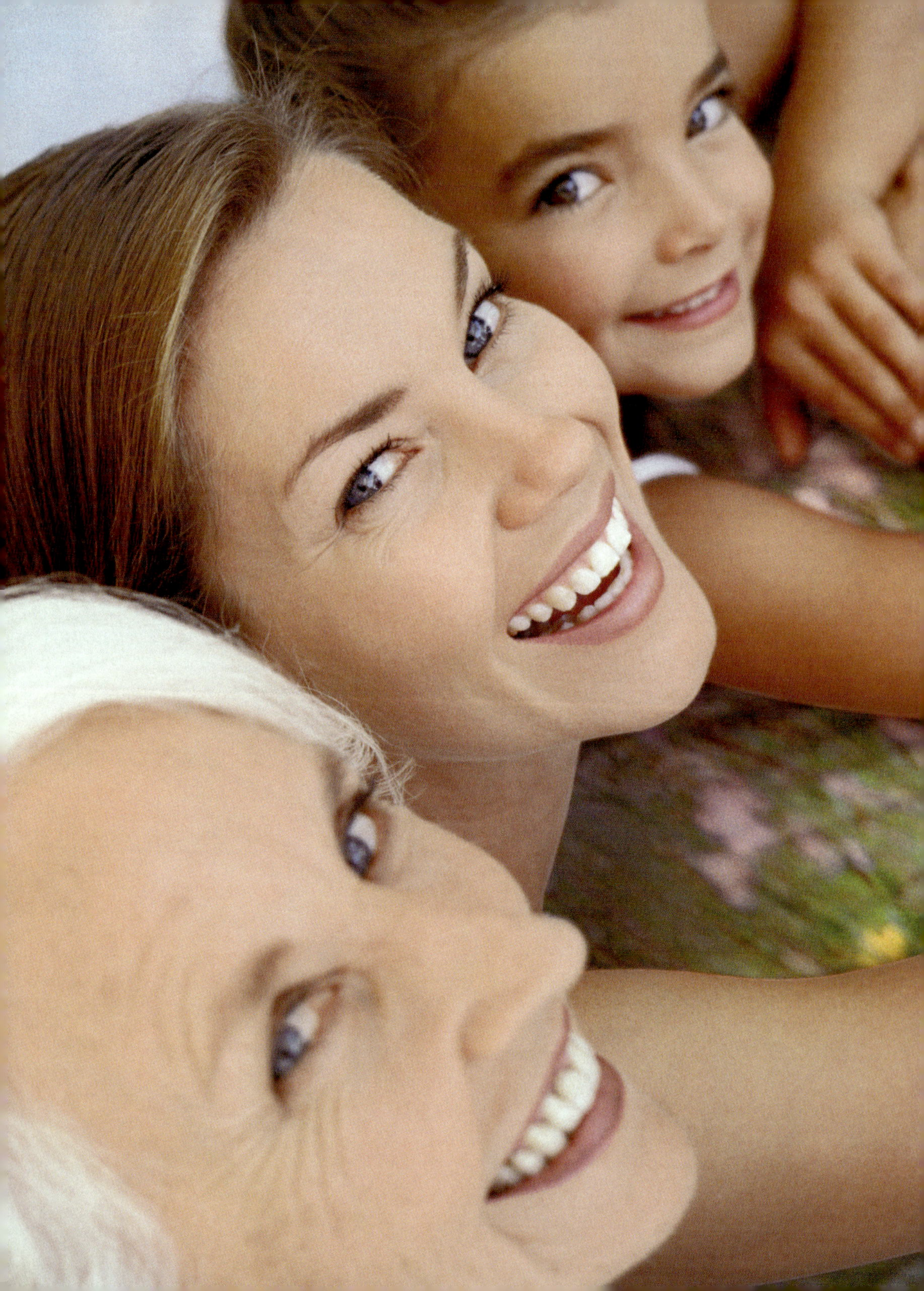

Die Moderne Mayr Therapie

Alle bisher genannten Zusammenhänge verdeutlichen, dass die Behandlung des Verdauungsapparates die wichtigste Maßnahme darstellt. Eine Darmsanierung nach Mayr hilft, bestehende Beschwerden und Störungen zu behandeln, und ist der entscheidende Schritt für die Vorsorge. Daher lässt sich mit Recht behaupten, dass die Moderne Mayr Therapie einen Neubeginn der Ernährungs- und Lebensweise darstellt.

Die Moderne Mayr Therapie behandelt die Erkrankungen tatsächlich an der Wurzel – nämlich im Darm. Diese Behandlungsmethode verfolgt bei unterschiedlichsten Erkrankungen immer die gleichen Grundsätze. So können wir die verschiedenen frauenspezifischen Erkrankungen und Beschwerden durch eine Moderne Mayr Therapie behandeln bzw. bereits in ihrem Entstehen verhindern. Obwohl die Moderne Mayr Therapie diese grundsätzlichen Richtlinien anwendet, ermöglicht gerade die Diagnostik nach F.X. Mayr, ergänzt durch die Applied Kinesiology, eine absolut individuelle Vorgehensweise. Das Therapiekonzept berücksichtigt neueste medizinische Erkenntnisse, ohne dabei die naturgemäßen Heilprinzipien zu verletzen.

Info

Die Moderne Mayr Therapie ist keine Diät im herkömmlichen Sinn und hat auch nichts mit einer gesunden Ernährung zu tun. Sie ist eine ärztlich empfohlene Therapie, welche nach genauen Richtlinien für einen therapeutisch sinnvollen Zeitraum erfolgt.

Die innere Einstellung zählt

Bereits F.X. Mayr betonte immer wieder, dass nicht das Fasten, sondern das richtige Essen Ziel des therapeutischen Bemühens ist. Das Fasten, in all seinen individuellen Therapieformen, ist allein Mittel zum Zweck. Mayr hat ein Leben lang geforscht und gearbeitet, um dieser Therapieform einen nachvollziehbaren und wissenschaftlich anerkannten Rahmen zu geben.

Man erkennt auch rasch, dass Hungern und Fasten nichts gemeinsam haben. Wer fastet, der hungert nicht. Fasten ist untrennbar mit der Freiwilligkeit des Tuns verbunden. Wir als Ärzte können eine Moderne Mayr Therapie nicht ex cathedra verordnen. Wir können sie nur jeder Frau empfehlen, die ihre Beschwerden loswerden möchte. Aber sie entscheidet sich freiwillig für die Therapie.

Viele Frauen möchten rasch ein paar Kilo abnehmen, jedoch nur wenige sind auch bereit, wesentliche Änderung des Ernährungsverhaltens und damit des Lebensstils einzuleiten. Mangels Krankheitseinsicht und Bereitschaft, lieb gewonnene Gewohnheiten zu ändern, scheitern viele ärztlich verordnete Kuren.

Info

Wer hungert, der fastet nicht, wer fastet, der hungert nicht. Die freiwillige Reduktion auf ein sinnvolles Minimum und auf das Wesentliche ist das Ziel.

Wer dann in einer solchen Situation weniger oder gar nichts zu essen erhält, wird „Hunger leiden"! Dieser Mensch wird tatsächlich leiden, weil er ja essen möchte. Er wird krank und kränker werden, seine Leistungsfähigkeit wird sich reduzieren und seine Stimmung zunehmend verschlechtern. Solche Situationen führen keineswegs zur gewünschten Umstellung im Stoffwechsel, sondern erhöhen nur die Stressreaktionen und Belastungen der Einzelnen.

Anders ist es beim freiwilligen Verzicht auf Essen oder der freiwilligen Einschränkung. Hier werden die hormonellen Umstellungen die Ausscheidung und Entgiftung unterstützen und die Frau nach kurzer Zeit zu einem Glücksgefühl führen, das sich auf alle Veränderungen positiv auswirkt.

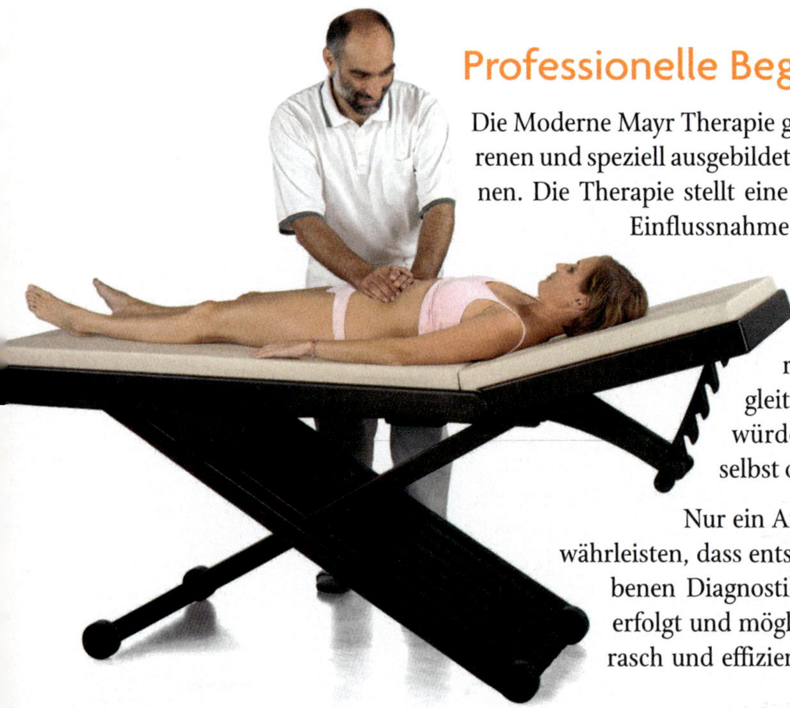

Professionelle Begleitung

Die Moderne Mayr Therapie gehört in die Hand von erfahrenen und speziell ausgebildeten Mayr-Ärzten oder -Ärztinnen. Die Therapie stellt eine sehr intensive medizinische Einflussnahme dar, weshalb sie auch als „Operation ohne Messer" bezeichnet wird. Dieses Bild macht deutlich, warum eine professionelle Begleitung notwendig ist. Denn wer würde sich schon allen Ernstes selbst operieren?

Nur ein Arzt oder eine Ärztin kann gewährleisten, dass entsprechend der eingangs erhobenen Diagnostik eine individuelle Therapie erfolgt und mögliche Reaktionen des Körpers rasch und effizient abgefangen werden. So ist z.B. die therapiebegleitende manuelle Bauchbehandlung eine äußerst wichtige, regelmäßige Anwendung, die unter anderem eine Kontrolle des Therapieverlaufs darstellt.

Die Therapieprinzipien

Die Durchführung einer Modernen Mayr Therapie erfolgt nach den Prinzipien von Schonung – Säuberung – Schulung – Substitution. Wichtig ist dabei, dass diese Prinzipien gleichzeitig, ausreichend lange und nach individuellen Gesichtspunkten durchgeführt werden.

Info

Schonung, Säuberung, Schulung und Substitution sind die Prinzipien der Modernen Mayr Therapie. Diese werden zugleich individuell und ausreichend lange durchgeführt.

Die Schonung

Schonung ist zweifelsohne das umfassendste Therapieprinzip. Jeder denkt zwar in diesem Zusammenhang sofort daran, dass in der Modernen Mayr Therapie weniger gegessen wird, was auch richtig ist, es geht aber um mehr. Wir möchten eine umfassende Schonung erzielen, die eine emotionale und geistige Schonung als Grundlage für die Regeneration von Körper, Geist und Seele mit einbezieht.

Die Moderne Mayr Therapie strebt die Reduktion auf das Wesentliche an. Das bedeutet, die Zeit anzuhalten und Möglichkeiten zur Einkehr und Innenschau zu schaffen. Den Fuß vom Gaspedal zu nehmen bedeutet auch, sich nicht zu überfordern. Dies gilt vor allem für die sportlichen Aktivitäten. Die Zeit der Mayr-Therapie ist nicht die Vorbereitung auf den nächsten Marathon mit Intervall- und Ausdauertraining. Das Ziel ist eine körperliche Betätigung in vernünftigem Maß – ohne Erschöpfung und Überforderung –, die Spaß und Freude bereitet.

Schonung durch weniger und richtiges Essen

In der Mayr-Therapie hat weniger und bewusstes Essen den Zweck, körperlichen, seelischen und geistigen Ballast abwerfen zu können. Unterstützend wirkt, dass während der Therapie relativ monoton gegessen wird, das heißt einfache und im Wesentlichen immer die gleichen Gerichte. Der Körper stellt sich zumeist rasch auf die gleich bleibende Lebensmittelzufuhr ein. Er bildet die für diese Nahrung entsprechenden Verdauungssäfte und wird an eine adäquate Leistungsfähigkeit herangeführt.

Teil des therapeutischen Konzeptes ist es, dass der Körper lernt, die eingesparte Energie für die Ausscheidung einzusetzen. Wird auch je nach Diätetik die Monotonie mehr oder weniger stark eingesetzt, so ist im Verhältnis zum „Durcheinander des Alltages“ diese relative Eingeschränktheit noch immer therapeutisch relevant und wirksam.

Umstellung auf die „innere Ernährung“

Indem wir uns bei der Aufnahme von Lebensmitteln einschränken, schaltet der Organismus auf eine Art „innere Ernährung“. Um den Energiebedarf zu decken, greift er auf Reserven zurück. Wir dürfen in diesem Zusammenhang aber darauf vertrauen, dass der Stoffwechsel zwischen gesund und krank unterscheiden kann. So werden nicht lebenswichtige Organe abgebaut, sondern in erster Linie Mülldeponien entleert.

Info

Die Moderne Mayr Therapie berücksichtigt bestehende Lebensmittelintoleranzen. Um diese erkennen und behandeln zu können, ist eine ergänzende Untersuchung mittels Applied Kinesiology durch den Arzt notwendig. Auf diese Weise findet sich immer die individuell optimale Therapieform.

Die dabei umgesetzten Giftstoffe können zu unangenehmen Reaktionen führen. Gerade diese Kur- oder Entgiftungsreaktionen machen die ärztliche Begleitung so wichtig. Um einen optimalen Erfolg und eine individuelle Vorgehensweise zu gewährleisten, können Mayr-Arzt oder -Ärztin zwischen folgenden Therapieformen wählen:

- Fasten
- Die Milchdiät nach Mayr
- Erweiterte Milchdiät
- Milde Ableitungsdiät nach Rauch
- Sonderformen

Die Entscheidung, welche Therapie letztlich durchgeführt wird, erfolgt gemeinsam mit dem Patienten. Medizinische Notwendigkeit, Freiwilligkeit, Machbarkeit und die Rahmenbedingungen finden entsprechende Berücksichtung. Entscheidend ist, dass im Sinne der Schonung nur gut verträgliche Lebensmittel gegessen werden. Es wäre widersinnig, bei Unverträglichkeiten gegenüber einzelnen Lebensmitteln (Milch) diese während der Modernen Mayr Therapie einzusetzen. Daher ist es wichtig, diese Stoffwechselprobleme im Vorhinein mittels Applied Kinesiology abzuklären. Wir haben heute genügend Möglichkeiten und Alternativen zur Verfügung, um wirklich optimal verträgliche Lebensmittel in der Diätetik einsetzen zu können (siehe auch: Stossier, Allergien erfolgreich behandeln mit der F.X. Mayr-Kur, Haug Verlag 2001).

Des Weiteren ist es wichtig, dass bei allen Formen der Mayr-Therapie die bereits beschriebene Esskultur eingehalten wird. Diese ist zwar auch im Sinne einer Schulung zu verstehen, ohne Esskultur ist jedoch keine Schonung möglich.

Die Säuberung

Unter Säuberung verstehen wir die Förderung der Ausscheidung von Stoffwechselschlacken. Dies erfolgt zwar hauptsächlich über den Darm, aber auch Nieren, Lunge und Haut haben wichtige Ausscheidungsfunktionen. Darüber hinaus können noch eine Reihe von „Notventilen" für die Entgiftung herangezogen werden. Hierzu zählen auch die Schleimhäute der Urogenitalorgane.

Reinigung durch die Monatsblutung

Vor diesem Hintergrund kann man die Monatsblutung der Frau auch als „physiologischen Aderlass", als eine Blutreinigung und Entgiftung betrachten. Dies wird durch die Tatsache bestätigt, dass Frauen, solange sie ihre Regel haben, nur einem geringen Risiko für Herz-Kreislauf-Erkrankungen unterliegen. Mit Beginn der Menopause steigt die Erkrankungstendenz auf das Niveau der Männer.

Es ist daher eine therapeutische Maßnahme, auch solche Entgiftungswege wieder frei zu machen. Einerseits stellt sich oft durch eine Moderne Mayr Therapie wieder ein regelmäßiger Zyklus ein, andererseits können durch einfache Maßnahmen, wie das Reibesitzbad nach Kuhne, auch diese Ausscheidungen gezielt gefördert werden. Das ist dann besonders wirksam, wenn Beschwerden wie Prämenstruelles Syndrom, Hitzewallungen in der Menopause, Inkontinenz oder Blasenbeschwerden aufgetreten sind.

Info

Der Stoffwechsel hat eine Reihe von "Notventilen". Werden diese symptomatisch, zeigen sie, wo die Überlastung am stärksten ist. Viele natürliche Behandlungen unterstützen deren Funktion.

Trinken belebt

Insgesamt wird also alles unternommen, um durch die Moderne Mayr Therapie eine Ausscheidung und Entgiftung zu erreichen. Hierzu zählen wir in erster Linie das reichliche Trinken von „freier Flüssigkeit".

Info

„Blonde“ Kräutertees werden folgendermaßen zubereitet:

Man nimmt die Menge Tee, die man mit 3 Fingern leicht fassen kann, überbrüht sie mit heißem Wasser und lässt den Tee maximal 1 Minute ziehen. So bleiben die Aromastoffe erhalten, der Tee ist nicht zu stark und man kann größere Mengen während einer Modernen Mayr Therapie trinken.

Darunter verstehen wir Flüssigkeiten, die nicht verdaut werden müssen, den Stoffwechsel nicht belasten und somit dem Organismus als Flüssigkeit optimal zugute kommen. Am besten ist hier frisches Quellwasser geeignet. Es ist uns schon klar, dass dies nur selten zur Verfügung steht. Wir möchten jedoch bewusst darauf hinweisen, dass Wasser eines der wichtigsten Lebensmittel ist. Oft wird eine entsprechende Belebung oder Energetisierung des Wassers seine Qualität verbessern. Die interessierte Leserin wird eine ganze Reihe entsprechender Literatur finden.

Ein akzeptabler Kompromiss zu Quellwasser sind kurz gebrühte, „blonde“ Kräutertees, Gemüsebrühe oder kohlensäurefreies Mineralwasser.

Sicherlich nicht als freie Flüssigkeit können jedoch Milch, Frucht- oder Gemüsesäfte, Bohnenkaffee oder gar Industriegetränke angesehen werden. Sie zählen entweder als Lebensmittel und müssen verdaut

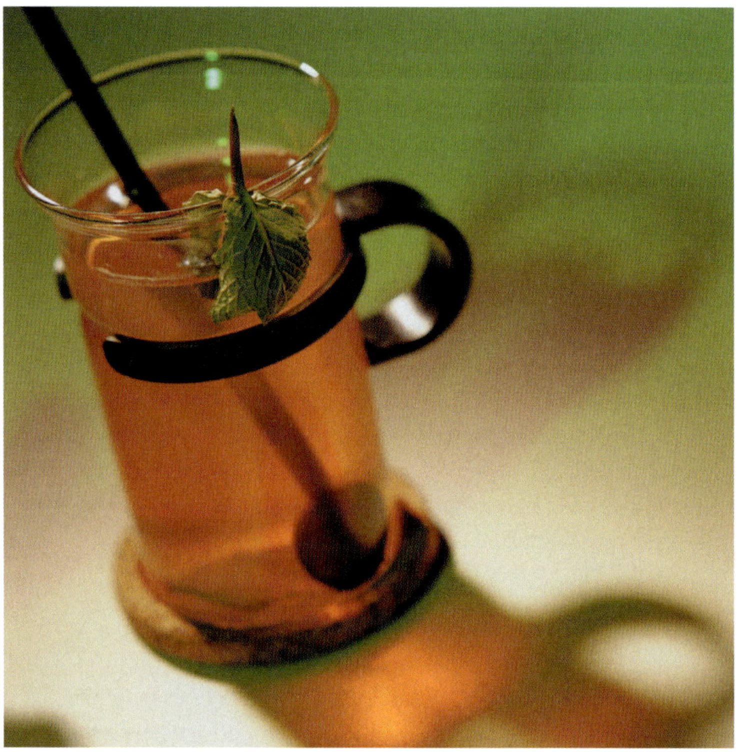

werden (Milch) oder haben einen hohen Anteil an gärungsfreudiger Rohkost (Fruchtsäfte, Gemüsesäfte). Und was für die Zeit der Therapie gilt, ist vom Grundsatz her auch für den Alltag richtig und wichtig.

Unterstützung für den Darm

Um den Darm als Ausscheidungsorgan optimal zu nutzen, setzen wir in der Mayr-Therapie Bittersalz, Glaubersalz oder eine andere Minerallösung ein, die jeden Morgen regelmäßig nüchtern getrunken wird. Auf diese Weise erfolgt eine kontinuierliche Darmreinigung, die letztlich eine Reinigung des gesamten Organismus nach sich zieht. Ist nämlich der Darm wieder in der Lage, die anfallenden Giftstoffe auszuscheiden, können auch die Mülldeponien des Organismus über den Darm entleert werden.

Darüber hinaus können kurzfristig zwar Einläufe oder auch eine Colonhydrotherapie hilfreich sein, das langfristige Ziel ist es jedoch, dass der Darm wieder lernt, sich selbst rein zu halten. Dieses Prinzip der natürlichen Selbstreinigung ist dann vor allem im Alltag wieder wichtig, damit möglichst viele Giftstoffe gleich eliminiert werden können.

Info

Die Einnahme von Bittersalz zur Darmreinigung ist nur als vorübergehende Maßnahme gedacht. Ziel der Modernen Mayr Therapie ist es, dass der Darm lernt, sich wieder selbst zu reinigen. Nur so ist sichergestellt, dass der Körper Giftstoffe auch im Alltag ausscheidet.

Entgiftung über die Haut

Auch die Haut ist ein wichtiges Entgiftungsorgan. Sie ist einerseits unsere sichtbare Grenzfläche zur Umwelt und andererseits unmittelbar mit dem Bindegewebe verbunden. An ihr lassen sich die Einflüsse des Stoffwechsels am unmittelbarsten und besten ablesen.

Geschmeidigkeit, Spannkraft, Farbe und Durchblutung der Haut werden wesentlich durch die Situation des Stoffwechsels bestimmt. Hinzu kommen noch wetter- und umweltbedingte Einflüsse von außen.

Man ist zwar versucht, die Haut aufgrund ihrer Lage durch Therapien von außen zu unterstützen, was grundsätzlich auch wichtig und richtig ist, Schönheit und Ausstrahlung kommen aber vor allem von innen. Die Haut spiegelt die Stoffwechselsituation und das auch bezüglich der Notwendigkeit zur Ausscheidung, hat sie doch durch verschiedene Drüsen selbst die Möglichkeit zur Entgiftung.

Auch die Ausscheidung über die Haut kann während der Mayr-Therapie gefördert werden: durch Bäder, Massagen oder diverse Packungen

(Salz, Algen, etc.). Noch wichtiger ist aber, dass wir die Entgiftung zu anderen Organen wie z.B. dem Darm umleiten, um so Druck vom Organ Haut nehmen zu können.

Anschließend kann die Haut durch verschiedene Vitamine, Mineralstoffe und Spurenelemente in ihrer Funktion unterstützt werden. Aber man sollte auch in der Ernährung auf die Zufuhr kaltgepresster Pflanzenöle achten. Denn diese suchen das Licht und den Sauerstoff, das heißt, sie wandern im Stoffwechsel bis in alle Schichten der Haut, um dort für Geschmeidigkeit, Glanz, Spannkraft und Schutz zu sorgen.

Info

Moderne Mayr Therapie wirkt nicht nur auf den körperlichen, sondern auch auf den emotional-geistigen Bereich. Es fällt sehr viel leichter, sich von Belastendem zu trennen, notwendige Entscheidungen werden plötzlich offensichtlich und die Zukunft gewinnt an positiven Aspekten.

Den Alltag loslassen

Die Entgiftung betrifft aber nicht nur das Körperliche. Während und durch die Mayr-Therapie haben wir die Möglichkeit, emotionalen Ballast abzuwerfen. Wir kennen zwar viele Stoffwechselvorgänge, die uns auch emotional belasten, aber darüber hinaus ist die Mayr-Therapie die ideale Zeit, sich mit sich selbst auseinander zu setzen.

Das Loslassen von alten Gewohnheiten fällt wesentlich leichter. Der Kopf wird frei, um sich neue Strategien zu überlegen, die eigene Kreativität wieder zu erleben und auch Entscheidungen für die Zukunft zu treffen. All das hat während einer Mayr-Kur Raum und Zeit.

Die Schulung

Der wichtigste Teil der Therapie für die Übernahme in den Alltag ist die Schulung. Sie werden während der Mayr-Therapie wieder eine Esskultur erlernen, um später zu Hause ein gesundes Essverhalten als Selbstverständlichkeit praktizieren zu können. Hierzu gehören folgende Empfehlungen:

* Nehmen Sie sich genügend Zeit zum Essen, genießen Sie die Speisen. Gutes Kauen und Einspeicheln ist die Voraussetzung für alle Verdauungsvorgänge.
* Achten Sie darauf, dass Ihr Körper genügend Zeit zum Verdauen hat. Dazu verzichten Sie auf die kleinen Häppchen zwischendurch. Gönnen Sie Ihrem Verdauungsapparat 4 bis 5 Stunden Zeit vor der nächsten Mahlzeit.

* Die Abendmahlzeit sollte besonders leicht bekömmlich zubereitet werden. Ersetzen Sie das Abendbrot ab und zu durch einen Tee, den Sie genüsslich löffeln können.
* Wenn ein erstes Zeichen von Sättigung auftritt, beenden Sie die Mahlzeit.
* Getrunken wird zwischen den Mahlzeiten. Dies ist wichtig, da die Flüssigkeit zum Essen die Verdauungssäfte verdünnt und damit die Verdauungsleistung reduziert.

Diese einfachen Regeln werden bei allen Diätformen der Modernen Mayr Therapie eingehalten. Sie helfen, die „innere Uhr" wieder zu justieren. Wir finden wieder zu unserem naturgemäßen Rhythmus.

Darüber hinaus werden Mayr-Arzt oder -Ärztin möglichst oft eine manuelle Bauchbehandlung durchführen. Sie unterstützt die Behandlung in optimaler Weise: Entgiftung und Ausscheidung werden angeregt und gleichzeitig findet eine Art Lymph- und Atemtherapie statt. Hinzu kommt, dass so der Therapieerfolg immer kontrolliert und überwacht werden kann.

Info

Richtig essen zu lernen, ist das Wichtigste während der Modernen Mayr Therapie. Dazu benötigt man genügend Zeit, damit die wieder erlernte Esskultur zur Selbstverständlichkeit wird.

Die Substitution

Die Substitution ist als notwendiger Ausgleich von Vitalstoffen in den letzten Jahren immer wichtiger geworden. Die Lebensmittel enthalten immer weniger Vitalstoffe, parallel nehmen die Belastungen der modernen Zeit zu. So ist es zu verstehen, dass die Reserven an Mineralstoffen, Spurenelementen und Vitaminen im Organismus langsam aufgebraucht werden. Sind wir vor wenigen Jahren noch davon ausgegangen, dass unsere Ernährung ausreichend Vitalstoffe enthält, um Mangelsituationen zu vermeiden, so müssen wir heute erkennen, dass dies für viele Erkrankungstendenzen nicht mehr zutrifft.

Orthomolekulare Medizin für Frauen

Der zweifache Nobelpreisträger Linus Pauling hat sich schon sehr früh dieser Problematik angenommen. Er nannte diese neue Therapie „Orthomolekulare Medizin". Dabei war es ihm von Anfang an wichtig, dass durch diese Maßnahmen auch ein Beitrag zur Gesunderhaltung geleistet wird. So definierte er die Orthomolekulare Medizin als Me-

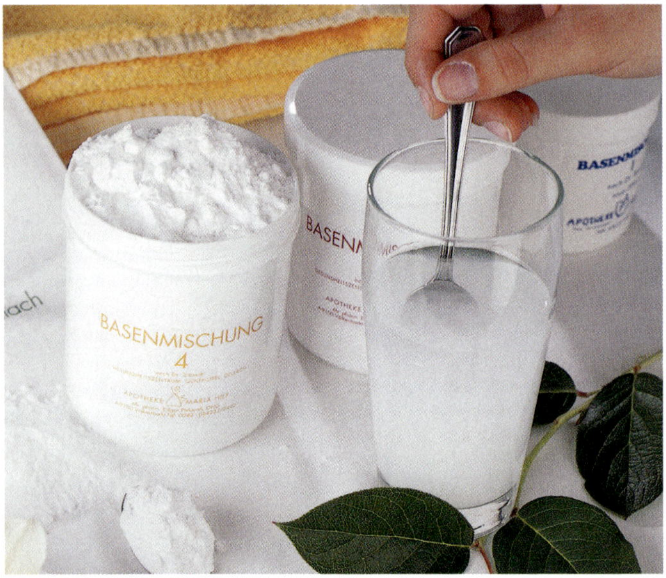

thode, die mit Substanzen arbeitet, die normalerweise im Körper sind und deren Konzentration zum Zwecke der Gesunderhaltung und Behandlung von Krankheiten geändert (meist erhöht) wird.

Nun sind diese Vitalstoffe überall im Stoffwechsel notwendig und hilfreich. Sehen wir die Entgiftung und Ausscheidung während der Mayr-Therapie als Leistung an, die der Organismus erbringen muss, wird rasch verständlich, dass auch hierzu vermehrt Mineralstoffe, Spurenelemente und Vitamine benötigt werden.

Wir haben bereits gesehen, dass die chronische Übersäuerung ein entscheidender Faktor für die Entwicklung von Erkrankungen ist. Nun führt aber das Fasten im Sinne der Modernen Mayr Therapie selbst durch die Mobilisation von Schlacken, und damit von Säuren, zu einer weiteren Säurebelastung. Deshalb ist es notwendig, während dieser Phase, z.B. durch Basenpulver oder andere Mineralstoffe, einen Säure-Basen-Ausgleich durchzuführen. Auch lassen sich viele Entgiftungsreaktionen durch eine gezielte Basentherapie abfangen bzw. behandeln.

Die Orthomolekulare Therapie eröffnet gerade bei frauenspezifischen Erkrankungen besondere Behandlungsmöglichkeiten. Die Vitalstoffe spielen bei vielen Beschwerden eine wichtige Rolle, oft sind sie sogar der entscheidende Faktor, wie z.B. bei der Osteoporose (siehe Seite 61–62 und 155–156).

Menstruationskrämpfe

Als Folge der Kontraktion der Muskulatur der Gebärmutter können Menstruationskrämpfe beim Abstoßen der Gebärmutterschleimhaut entstehen. Begleitend können unterschiedliche Allgemeinsymptome wie beim PMS auftreten. Sehr hilfreich ist hier Magnesium, es wirkt krampflösend. Unterstützt wird Magnesium durch Vitamin E sowie die Vitamine B_3 und B_6. Die B-Vitamine wiederum haben eine Verbindung zum Eiweißstoffwechsel und spielen im Zusammenhang mit Lebensmittelintoleranzen eine Rolle. In diesen Fällen liegt oft ein Mangel an B-Vitaminen vor, der dann zu besonders intensiven Menstruationskrämpfen führen kann.

Prämenstruelles Syndrom

Menstruationskrämpfe

Sinnvolle Tagesdosierungen

Magnesium	300–600	mg
Vitamin E	400	IE
aktives Vitamin B_6 (P-5-P)	50	mg
Vitamin B_3	300–500	mg

Tipp

Lassen Sie sich die benötigten Mineralstoffpräparate ärztlich verordnen. Diese Präparate sind meist höher dosiert und daher rascher in der Wirkung. Darüber hinaus kann der Arzt Reinstoffpräparate wählen, die frei von Zusatzstoffen sind.

Bei diesem Beschwerdekomplex treten sehr oft muskuläre Krämpfe (Gebärmutter, Wadenmuskulatur), Gereiztheit, Wasserstau und Stimmungsschwankungen gemeinsam auf. Daher werden solche Substanzen wirksam sein, die diesen Symptomkomplex frühzeitig unterbrechen können.

Hier sind in erster Linie die kaltgepressten Pflanzenöle als Träger der hoch ungesättigten Fettsäuren zu nennen. Besonders Leinöl, Hanföl, aber auch Nachtkerzenöl sind zu empfehlen. Letzteres ist in Kapselform erhältlich, Lein- und Hanföl kann und soll in erster Linie als Lebensmittel Verwendung finden.

Wichtigster Mineralstoff ist auch hier das krampflösende Magnesium. Es mildert die Begleitsymptome des PMS, baut Spannungen ab und vermindert die Brustschmerzen sowie die Gewichtszunahme durch den Wasserstau.

Am besten ist die Kombination mit Vitamin E und Vitamin B_6. Diese Vitamine beeinflussen das Schmerzempfinden und unterstützen die ungesättigten Fettsäuren aus den Ölen. Vitamin B_6 unterstützt außerdem die Reduzierung der Wasserspeicherung.

Auch Kalzium ist hilfreich, da es Spannungen abbaut, krampfreduzierend wirkt und die Stimmung verbessert.

Sollte das PMS bei Ihnen mit Heißhunger auf Süßes einhergehen, hilft zusätzlich für die Regulation des Zuckerstoffwechsels eine Kombination aus Zink, Chrom und Vitamin B_3.

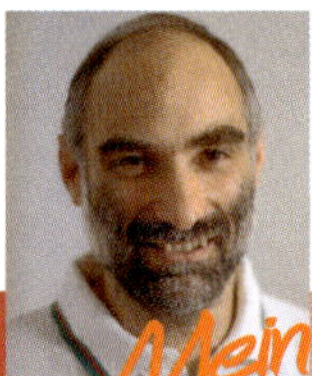

Mein Tipp

Basenpulver sollte in keinem Haushalt fehlen. Meine Rezeptur:

$NaHPO_4$	10,0 g
$NaHCO_3$	80,0 g
$CaCO_3$	100,0 g
Kcitrat	10,0 g

Trinken Sie 1 TL in einem ¼ l Wasser aufgelöst entweder zwischen den Mahlzeiten oder besser noch abends vor dem Schlafengehen.

Prämenstruelles Syndrom

Sinnvolle Tagesdosierungen

Kaltgepresste Pflanzenöle	2 EL zu den Mahlzeiten	
Alternativ EPA, EPO als Kapseln	500–1000	mg
Magnesium	300–600	mg
Vitamin E	400	IE
aktives Vitamin B_6 (P-5-P)	50	mg
Kalzium	bis 1000	mg
Basenpulver	1 TL in 1/4 l Wasser, 2 x täglich	

Wechseljahresbeschwerden

Da die Hormonsynthese untrennbar mit dem Fett- und Cholesterinstoffwechsel verbunden ist, ist auf eine ausreichende Zufuhr von kaltgepressten Pflanzenölen zu achten. Alleine dadurch gelingt es häufig, Cholesterin und seine Verbindungen (HDL- und LDL-Cholesterin) in ein günstiges Verhältnis zu setzen und zusätzlich ausreichend davon für die Hormonsynthese bereitstellen zu können.

Hier sollten wieder begleitend Vitamin E und auch Cholin eingenommen werden. Vitamin B, insbesondere Vitamin B_6, unterstützt die Leber bei der Verarbeitung der Hormone.

Wichtige Mineralstoffe sind Magnesium, Kalzium und Zink. Sie werden für die Hormonsynthese benötigt, erhalten aber auch die Knochenstabilität und gleichen Stimmungsschwankungen aus. Basenpulver sorgt für den Ausgleich im Säure-Basen-Haushalt.

Optimalerweise erfolgt die Abstimmung der Orthomolekularen Therapie nach individuellen Gesichtspunkten und ergänzenden Untersuchungen (Vollblutanalyse der Mineralstoffe, Applied-Kinesiology-Test zur Verträglichkeit).

Info

In den Wechseljahren besteht ein erhöhter Bedarf an Mineralstoffen und Vitaminen. Sie helfen den Säure-Basen-Haushalt ausgeglichen zu halten und unterstützen die Hormonsynthese.

Wechseljahresbeschwerden

Sinnvolle Tagesdosierungen

Kaltgepresste Pflanzenöle	2 EL zu den Mahlzeiten	
Alternativ EPA, EPO als Kapseln	500–1000	mg
Cholin	bis 1000	mg
Vitamin E	400	IE
Basenpulver	1 TL in 1/4 l Wasser, 2 x täglich	
Vitamin-B-Komplex mit aktivem Vitamin B_6 (P-5-P)	50	mg
Zink	30	mg
Kalzium	bis 1000	mg
Magnesium	300	mg

Osteoporose

Beim Krankheitsbild der Osteoporose wird oft nur der Aspekt der Hormone betrachtet. Für die Regulation des Knochenstoffwechsels werden aber auch eine Reihe von Mineralstoffen, Spurenelementen und Vitaminen benötigt. Oft vernachlässigt wird der Umstand, dass die Osteoporose auch die Folge einer sich langsam entwickelnden Übersäuerung des Organismus ist. Erst dadurch wird das Kalzium aus den Knochen mobilisiert und geht verloren.

Ziel ist es also auch hier, den Säure-Basen-Haushalt langfristig auszugleichen. Dies erfolgt in erster Linie durch eine entsprechende „basenbetonte Ernährung“, Bewegung und eine gezielte Ergänzung mit orthomolekularen Substanzen. Das Basenpulver ist in diesem Zusammenhang besonders wichtig, weil es am natürlichsten wirkt. Begleitend sind vor allem Zink, Kalium und Magnesium einzusetzen. Damit der Knochen nicht an Festigkeit verliert, ist Kalzium mit Vitamin D notwendig.

Info

Als Zeichen einer langfristigen Übersäuerung entwickelt sich nach Jahrzehnten eine Osteoporose. Vor der Behandlung mit Hormonen ist daher der Säure-Basen-Haushalt auszugleichen und die fehlenden Mineralstoffe sollten ergänzt werden.

Osteoporose

Sinnvolle Tagesdosierungen

Kaltgepresste Pflanzenöle	2 EL zu den Mahlzeiten	
Alternativ EPA, EPO als Kapseln	500–1000	mg
Basenpulver	1 TL in 1/4 l Wasser, 2–4 x täglich	
Zink	30	mg
Kalium	bis zu 1000	mg
Magnesium	300	mg
Kalzium	bis 1000	mg
Vitamin D	nach Laborkontrolle	

Um die Pille abzupuffern

Die Pille ist wohl die beliebteste und am weitesten verbreitete Verhütungsmethode. Sie „täuscht“ eine Schwangerschaft vor und greift so in den Hormonhaushalt ein. Durch die Pille wird aber auch der Stoffwechsel von Mineralstoffen und vor allem Vitaminen nachhaltig beeinflusst. Als Nebenwirkung ist die Beeinflussung der Blutgerinnung bekannt.

Durch die Pilleneinnahme erhöht sich auch der Bedarf an Folsäure (welche zu Beginn einer Schwangerschaft wichtig ist), aber auch der Bedarf an Vitamin B, vor allem B_6 und B_{12}, Vitamin C und Zink.

Umgekehrt wird mitunter die Konzentration von Vitamin K und Vitamin A im Blut erhöht, was die Auswirkungen auf die Blutgerinnung erklärt.

Zur Pilleneinnahme ist folgende Ergänzung empfehlenswert:

Die Pille abpuffern

Sinnvolle Tagesdosierungen

Kaltgepresste Pflanzenöle	2 EL zu den Mahlzeiten	
Alternativ EPA, EPO als Kapseln	500–1000	mg
Vitamin-B-Komplex	hoch dosiert	
davon Folsäure	0,4	mg
Vitamin C	500	mg
Magnesium	300	mg
Zink	30	mg

Info

Die Pille greift unmittelbar in den Hormonhaushalt ein. Daher ist es sinnvoll, die Nebenwirkungen durch die Einnahme von Vitalstoffen abzufangen.

Besonderheiten der Modernen Mayr Therapie

Die Moderne Mayr Therapie ist eine medizinische Therapie, die nach individuellen Gesichtspunkten von einem Mayr-Arzt bei Bedarf empfohlen wird. Als solche wird sie nach den Regeln der ärztlichen Heilkunst für einen bestimmten, sinnvollen Zeitraum durchgeführt. Dies zu betonen ist insofern wichtig, als oft die Meinung vertreten wird, die Mayr-Therapie sei eine Ernährungsform für den Alltag. Das ist grundsätzlich falsch.

Als medizinische Therapie ist sie ursächlich und kausal. Sie greift an den Wurzeln der gesundheitlichen Störungen des Verdauungsapparates an. Daher gelten ihre Prinzipien auch für eine Reihe von offensichtlich unterschiedlichen Erkrankungen und Beschwerden.

Die Eigeninitiative zählt

Besonders wichtig ist, dass die Therapie von jedem Einzelnen selbst erbracht wird. Nicht der Arzt, der lediglich Begleiter oder Berater ist, nicht das Medikament oder sonstige Maßnahmen sind die Faktoren der Gesundung, sondern die Konsequenz und der Wille in der Umsetzung der Heilprinzipien. Insofern darf und soll jeder stolz darauf sein, seinen inneren Arzt gestärkt zu haben.

Info

Gesundheit wird uns nicht nur in die Wiege gelegt, sondern entsteht auch durch unser tägliches Bemühen.

Das ist auch langfristig die einzige Möglichkeit, die Prinzipien der Therapie und das Gelernte im Alltag umzusetzen. Nur durch diese innere Einsicht wird die Moderne Mayr Therapie zum Neubeginn des Ernährungs- und Lebensstils. Erst wenn wir diesen neuen Stil aktiv leben und praktizieren, erreichen wir mehr Gesundheit.

Zeit ist das Zauberwort

Erkennen wir die Naturgesetzmäßigkeiten an, so wird auch rasch klar, dass wir für ein solches Umdenken Zeit benötigen; Zeit, um im Kopf al-

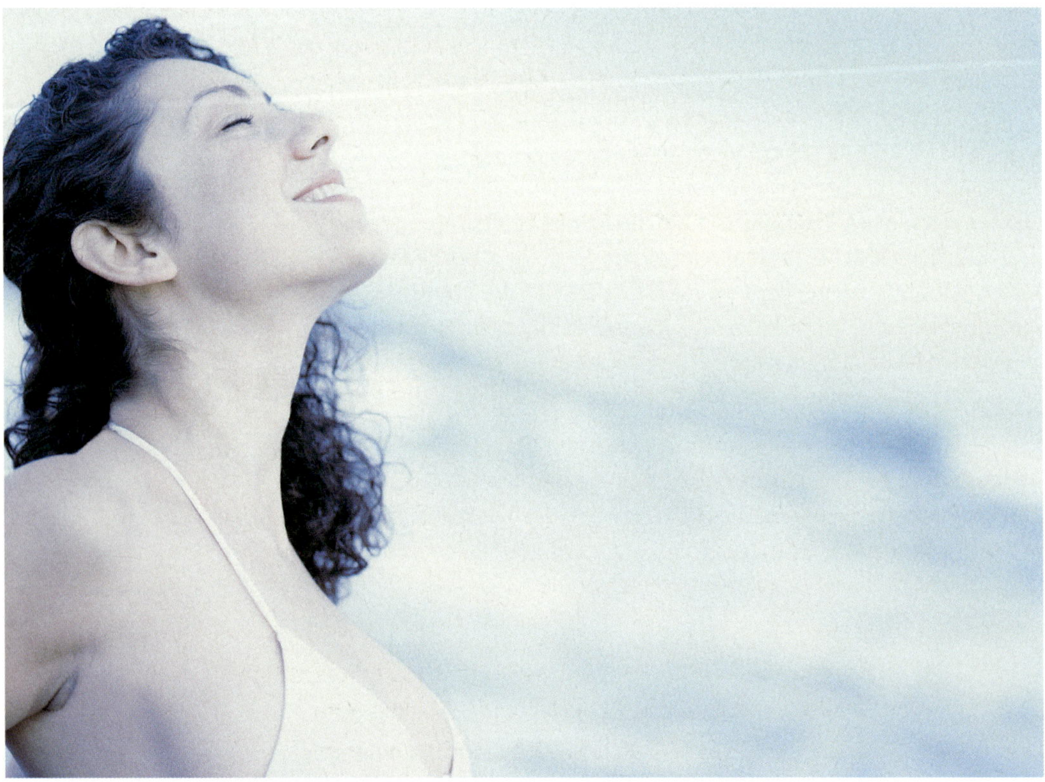

le alten Wege zu überdenken und neue zu beschreiten; Zeit, um die inneren Rhythmen wieder etablieren zu können; aber auch Zeit, um uns von den Altlasten zu befreien und wieder ein Milieu zu schaffen, in dem eine naturgemäße Regulation möglich ist.

Das sind die Gründe, warum eine Moderne Mayr Therapie einige Wochen in Anspruch nimmt. Die Beschwerden haben sich auch nicht übers Wochenende eingestellt, sondern schleichend über Wochen und Monate oder sogar Jahre (Osteoporose). Daher ist es wichtig, sich die Zeit zur Gesundung auch zuzugestehen. Bewusst das zunehmend wertvollste Gut einzusetzen für sich, seine Gesundheit und seine persönlichen Anliegen, ist auch ein Geschenk an uns selbst.

In diesem Zusammenhang erscheint es mehr als logisch, dass mit einer einmalig durchgeführten Modernen Mayr Therapie nicht alle Beschwerden auf immer und ewig verschwinden können.

Wir sollten unserem Organismus vielmehr in einem natürlichen Rhythmus regelmäßig die Möglichkeit geben, sich von den Altlasten zu befreien, sich zu erholen und zu regenerieren. Daher macht es Sinn, einmal jährlich ausreichend Zeit für eine Moderne Mayr Therapie einzuplanen. Es ist eine aktive Gesundheitsvorsorge, die Investition in eine gesunde Zukunft.

Sie müssen gar nicht großartig planen. Sie können darauf vertrauen, dass Sie durch die wiedererlangte Sensibilität genau spüren, zu welchem Zeitpunkt wieder eine Entgiftung oder Erholung notwendig ist.

Info

Die Moderne Mayr Therapie führt uns zurück zu einem gesunden Lebensrhythmus. In der heutigen Medizin nennt man das Chronobiologie. Wir erkennen in diesen Rhythmen die eigentliche Steuerung der Lebensprozesse.

Ernährungsverhalten im Alltag

Eine gesunde Ernährung ist immer eine individuelle! Dank der Modernen Mayr Therapie gelangt man wieder zu einem neuen Gefühl sich selbst gegenüber. Sie spüren, was Ihnen gut tut, was Sie belastet oder Ihnen gar schadet. Alle Sinne wurden während der Therapie geschärft und Sie finden wieder zu einem naturgemäßen Rhythmus zurück.

Hat man einmal erfahren, wie sich das Ernährungsverhalten im Positiven wie Negativen auswirkt, ist man bereit und motiviert, sich gesundheitsbewusst zu verhalten.

Die 10 goldenen Regeln

Auch im Alltag sollten wir uns immer um eine entsprechende Esskultur bemühen. Es wird nicht immer leicht sein, den Tücken des Alltags zu entkommen. Daher bitte auch keinen Fanatismus an den Tag legen. Essen soll Freude bereiten, ist auch ein gesellschaftliches Ereignis und Teil unserer Kultur. All das ist auch gut so. Es kann jeder praktizieren, ohne deshalb in der Gesellschaft zu einem Außenseiter werden zu müssen. Beachten Sie einfach die 10 goldenen Regeln:

- Planen sie genügend Zeit für die Mahlzeiten ein. Der schnelle Imbiss zwischendurch sollte die Ausnahme sein.
- Passen Sie Auswahl und Zubereitung der Speisen Ihrer momentanen körperlichen Verfassung an und berücksichtigen Sie dabei auch den aktuellen Bedarf.
- Richten Sie die Speisen appetitlich an. Ein liebevoll gedeckter Tisch zeigt die Wertschätzung gegenüber der Mahlzeit und den daran teilnehmenden Personen.
- Beachten Sie Ihre augenblickliche Verfassung. Wer sich körperlich, geistig und seelisch übermüdet zum Essen setzt, hat auch nur eine eingeschränkte Leistungsfähigkeit des Verdauungsapparates und überfordert sich leichter. In solchen Situationen sollten Sie weniger und besonders leicht bekömmliche Speisen essen.
- Essen Sie langsam, kauen Sie gut und so gründlich, dass genügend Speichel gebildet werden kann.
- Genießen Sie, solange Sie Appetit und Hunger verspüren, beenden Sie die Mahlzeit, wenn Sie ein angenehmes Sättigungsgefühl erreichen.
- Wir brauchen Zeit zum Verdauen, also keine Zwischenmahlzeit einnehmen. Das gilt nicht für Kinder, während einer Rekonvaleszenz oder Stillperiode.
- Die Abendmahlzeit sollte die kleinste Mahlzeit sein, leicht und gut bekömmlich zubereitet und möglichst früh gegessen werden. Keine Rohkost am Abend!
- Trinken ist ein wichtiger Teil unserer Ernährung, sollte aber unbedingt zwischen den Mahlzeiten erfolgen. Auch im Alltag benötigen wir 2 bis 3 Liter Wasser täglich.
- Die Auswahl, Zubereitung und Kombination der Lebensmittel sollte der aktuellen Situation angepasst sein. Persönliche Vorlieben sollten ebenso berücksichtigt werden wie die Grundsätze des Säure-Basen-Haushalts.

Es klingt viel komplizierter, als es dann tatsächlich ist. Pendelt sich erst ein natürlicher Rhythmus ein, werden die 10 goldenen Regeln zur Selbstverständlichkeit.

Auch hat die Natur offensichtlich mit unserem Fehlverhalten gerechnet. So haben wir vielfältige Reserven und Kompensationsmechanismen, die die „einmalige Schlacht am kalten Buffet" wieder ausgleichen. Wir dürfen uns auch zwischendurch einiges erlauben, wenn wir für einen entsprechenden Ausgleich sorgen.

Da viele Menschen sich aber nicht wirklich über ihr Ernährungsverhalten im Klaren sind, werden wir heute vielfach mit den Konsequenzen, Risikofaktoren und Zivilisationserkrankungen, konfrontiert.

Nach wie vor ist aber ein vernünftiges Ernährungsverhalten die beste Grundlage für die Gesundheitsvorsorge. Wir essen zwei- bis dreimal täglich, ein Leben lang. Fast nichts tun wir mit der gleichen Konsequenz. Daher können wir mit Fug und Recht bestätigen, was bereits Paracelsus formulierte: „Wir können uns durch unser tägliches Essen gesund erhalten, aber auch krank machen!"

Info

Die Ernährung soll Freude bereiten, nur dann werden wir die Empfehlungen auch als solche umsetzen können und sie nicht als Diätwahn erleben.

Praktische Tipps für berufstätige Frauen

In der Hektik des Alltags wird die Bedeutung der Ernährung oft vergessen. Ein kleiner Imbiss zwischendurch muss reichen und trotzdem erwartet man von sich und seinem Körper optimale Leistungsfähigkeit. Zeitgeist und Werbung suggerieren darüber hinaus ein Bild, in welchem Fertigprodukte, kleine Snacks oder der Yoghurt zwischendurch eine optimale, zeitsparende und vollwertige Nahrungsalternative darstellen. Gerade berufstätige Frauen, die im Geschäftsleben erfolgreich sein wollen, werden angesprochen. Derartige Empfehlungen zur Ernährung gibt es zuhauf. Diese zielen jedoch in der Regel darauf, bestimmte Klischees und Vorstellungen zu befriedigen, ohne dabei den Lebensstil infrage zu stellen.

Wollen wir wirklich gesünder leben, müssen wir bereit sein, Grundsätzliches zu ändern. Es reicht eben nicht, nur mehr Obst und Gemüse zu essen, sich abends zu kasteien oder überzählige Kilos im Fitnessstudio abzutrainieren.

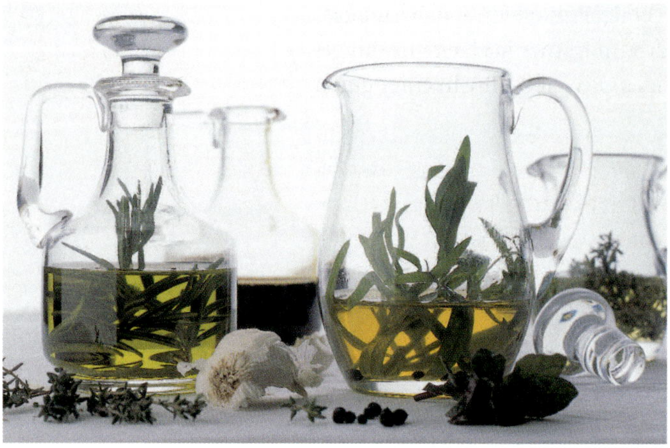

Solange Sie selbst für die Zubereitung der Speisen verantwortlich sind und den Tagesablauf bestimmen können, lassen sich unsere 10 goldenen Regeln zur Pflege der Esskultur (siehe Seite 66) wunderbar umsetzen. Wenn aber vieles fremdbestimmt ist und Sie mehr im Hotel, im Restaurant oder bei gesellschaftlichen Anlässen essen (dürfen oder müssen), so sollten Sie auf einige wichtige Details achten.

Kohlenhydrate

Aufgrund der alten Empfehlung, dass 50 bis 60 % unserer Speisen Kohlenhydrate sein sollten, sind bis heute viele Speisen kohlenhydratlastig. Kohlenhydrate (Zucker) sind jedoch die Energieträger und müssen „aktiv" verbraucht werden, das heißt durch körperliche Arbeit oder Aktivität.

Info

Kohlenhydrate (Zucker) sind die eigentlichen „Dickmacher".

Durch den vorherrschenden Bewegungsmangel wird unsere individuelle Grenze allerdings schnell überschritten und ein Zuviel lagert sich als „Speicherfett" genau an jenen Stellen ein, wo es keine Frau gerne hat. Am gefährlichsten sind hier raffinierte Kohlenhydrate wie Zucker, Auszugsmehle und daraus hergestellte Speisen wie Brot, Gebäck, Nudeln und Beilagen wie Spätzle, Knödel oder polierter Reis. Wer also seine „Pölsterchen" vermeiden oder reduzieren will, sollte weniger dieser Kohlenhydrate zu sich nehmen.

Fette

„Fett macht dick!", ist die übliche Meinung. Dies trifft aber nicht für alle Fette gleichermaßen zu. Kaltgepresste Pflanzenöle enthalten viele hoch ungesättigte Fettsäuren, welche für den Stoffwechsel besonders wichtig sind.

Möchten Sie Fette reduzieren, so vermeiden Sie bei der Zubereitung die erhitzten und damit schadstoffreichen Fette. Die wertvollen kaltgepressten Pflanzenöle können den Mahlzeiten nachträglich hinzugefügt werden. Fragen Sie auch im Restaurant immer nach einem kalt gepressten Öl, zumindest ein hochwertiges Olivenöl sollte in einer guten Küche vorhanden sein

Bei der Zubereitung wird oft Fett zum (An-)Braten, Frittieren oder bei der Zubereitung von Saucen verwendet. Hier nützt man die Tatsache aus, dass Fett ein Geschmacksträger ist. Trotzdem sollte die Zubereitung weitgehend fettfrei erfolgen. Dünsten, Dämpfen oder Braten in Folie oder im Rohr sind empfehlenswerte Garmethoden.

Besonders schwer verdaulich sind Fett-Mehl-Verbindungen. Einbrennsaucen, Mehlschwitzen (Béchamel), Knochen- und Fleischsaucen als eingedickte Saucen oder Glacé sowie Einmachsuppen sollte man meiden, ebenso Frittiertes und Paniertes. Auch das Braten in Butter ist ungünstig – wird aber oft als Besonderheit angeboten (Fisch in Butter gebraten, Blumenkohl mit brauner Butter etc.).

Butter gehört zu den wertvollsten tierischen Fetten und sollte nicht erhitzt werden. Zum Schluss hinzugefügt ist sie dagegen eine wertvolle Ergänzung.

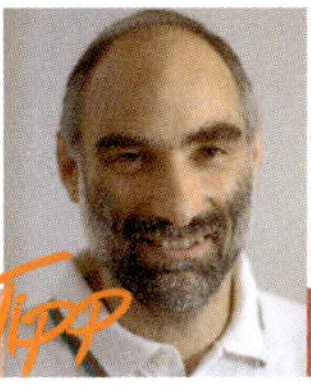

Mein Tipp

Ungesättigte Fettsäuren sind wichtig für die Hormone! Ein sparsamer Umgang mit Fett bei der Zubereitung der Speisen ermöglicht die Verwendung der kaltgepressten Pflanzenöle zum verfeinern bereits angerichteter Speisen.

Tierisches Eiweiß

Unsere Speisen sind nicht nur reich an Kohlenhydraten und falschen Fetten, sondern auch an tierischem Eiweiß. Auf den Speisekarten der Restaurants überwiegen die Fisch- und Fleischgerichte und auch in vielen Familien wird ein Essen ohne Fleisch oder Fisch nicht als vollständiges Mahl betrachtet.

Wir wissen heute, dass eine Vielzahl von Zivilisationskrankheiten – Herz-Kreislauf-Erkrankungen, rheumatische Erkrankungen, Bluthochdruck, Osteoporose etc. – durch den übermäßigen Verzehr von tierischem Eiweiß zumindest mitverursacht wird.

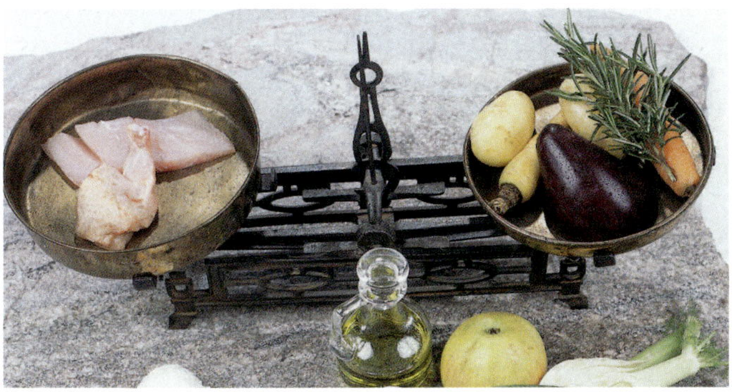

Essen Sie daher bewusst eine Mahlzeit am Tag und einen Tag in

Tipp

Frisches Obst oder Gemüse morgens und mittags ist hervorragend, meiden Sie jedoch Obst, Salat und Fruchtsäfte am Abend.

der Woche vegetarisch. Dies verhindert eine gefährliche Eiweißmast. Wenn die anderen Mahlzeiten aus $1/3$ Fleisch oder Fisch und $2/3$ Beilagen im Sinne des Säure-Basen-Haushaltes bestehen (siehe Seite 39–47), können wir das als ideal bezeichnen. (Siehe auch Mayr/Stossier, Gesund leben durch die Eiweiß-Abbau-Diät, Haug Verlag 2000)

Rohkost

Rohkost ist gärungsfreudig. Um die Fehlverdauung zu vermeiden, ist es also sinnvoll, Obst, Fruchtsäfte und Gemüse zum Frühstück oder in Form von Salat als Vorspeise zu Mittag zu essen. Für die Abendmahlzeit ist Rohkost allerdings tabu. Dies ist vor allem in Restaurants wichtig, wo entsprechende Salatbuffets locken oder verschiedene Gemüse als „Garnitur" zum Hauptgericht gereicht werden. Ähnliches gilt für Nachtische, bei denen oft Obst als Verzierung eingesetzt wird.

Trennkost beim Dinner

Die Abendmahlzeit ist oft das größte Problem. Dem Geschäftsessen kann und soll man sich nicht immer entziehen. Und eine Abendmahlzeit kann ja auch ein Genuss sein, wenn man die Bekömmlichkeit in den Vordergrund stellt. Dies erreichen Sie am ehesten, wenn Sie die Speisen nach den Gesichtspunkten der Trennkost zusammenstellen und auf Rohkost gänzlich verzichten.

Fleisch oder Fisch sollten Sie immer mit Gemüse kombinieren, ebenso kohlenhydratreiche Lebensmittel – also Kartoffeln, Nudeln oder Reis. Diese Zusammensetzung erleichtert die Verdauungsarbeit und berücksichtigt darüber hinaus das Säure-Basen-Gleichgewicht.

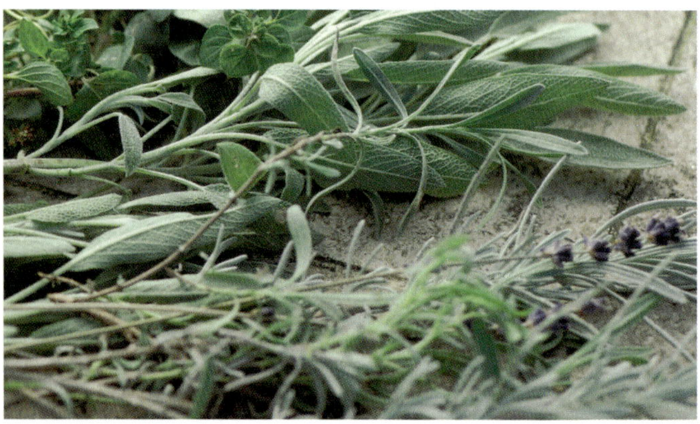

Frische Kräuter

Frische Kräuter gehören zu einer guten Küche. Mit Kräutern kann man nicht nur der Speise eine besondere Note verleihen, sondern auch der Verdauung helfen. Hierzu zählen insbesondere die leicht bitter schmeckenden Kräuter wie z.B. Rucola, Salbei, Rosmarin und Thymian. Sie haben eine unterstützende Wirkung auf die Leber und regen die Verdauung an. Sie kommen am besten zur Geltung, wenn sie der Speise zuletzt hinzugefügt werden. Im Restaurant sollte man die Frischkräuter noch erkennen können. Sind sie verkocht, sind sie weitgehend wertlos.

Getränke

Vielfach wird zum Essen als Getränk Wasser angeboten. Von der grundsätzlichen Idee her ist es zu begrüßen, viel Wasser als Flüssigkeit zu sich zu nehmen. Zur Mahlzeit getrunken, reduziert es aber die Verdauungsleistung. Hier ist also die Menge entscheidend. Größere Mengen Wasser sollten Sie erst $1/2$ oder besser 1 Stunde nach der Mahlzeit zu sich nehmen.

Ein kleiner Aperitif hingegen kann die Verdauung anregen und auch ein Glas guter Wein zum Abendessen kann sich positiv auswirken. Es muss nicht extra betont werden, dass übermäßiger Alkoholgenuss gesundheitsgefährdend und somit abzulehnen ist. Hier sollte Qualität vor Quantität gehen.

Info

Durch die Moderne Mayr Therapie lernen wir die Bedeutung der Ernährung für unsere Gesundheit kennen. Wir bekommen ein Werkzeug an die Hand, das es uns ermöglicht, selbst für die Gesundheit Verantwortung zu übernehmen.

Die Natur ist großzügig

Wir sind alle keine Engel und werden im Leben immer wieder Fehler machen. Es wird einfach nicht beständig optimal laufen können und früher oder später werden sich kleine „Wehwechen“ einstellen. Wir sollten dies akzeptieren, da uns unsere Fehler ja auch bewusst sind, ja wir sie manchmal sogar bewusst in Kauf nehmen, weil uns gerade etwas anderes wichtiger erscheint.

Bei all dem ist die Natur sehr gnädig mit uns. Sie hilft uns mit vielen Kompensationsmaßnahmen über das Ärgste hinweg – soweit sie kann. Stellen sich dann doch erste Beschwerden ein, die unser Wohlbefinden maßgeblich beeinträchtigen, sollten wir etwas unternehmen: zum Beispiel regelmäßig einmal im Jahr unsere Altlasten von Bord werfen. F.X. Mayr hat hierzu ein ideales Vorgehen entwickelt, auf dass wir nicht „vorzeitig alt, krank und hässlich werden“, wie er es zwar drastisch, aber doch sehr treffend formulierte.

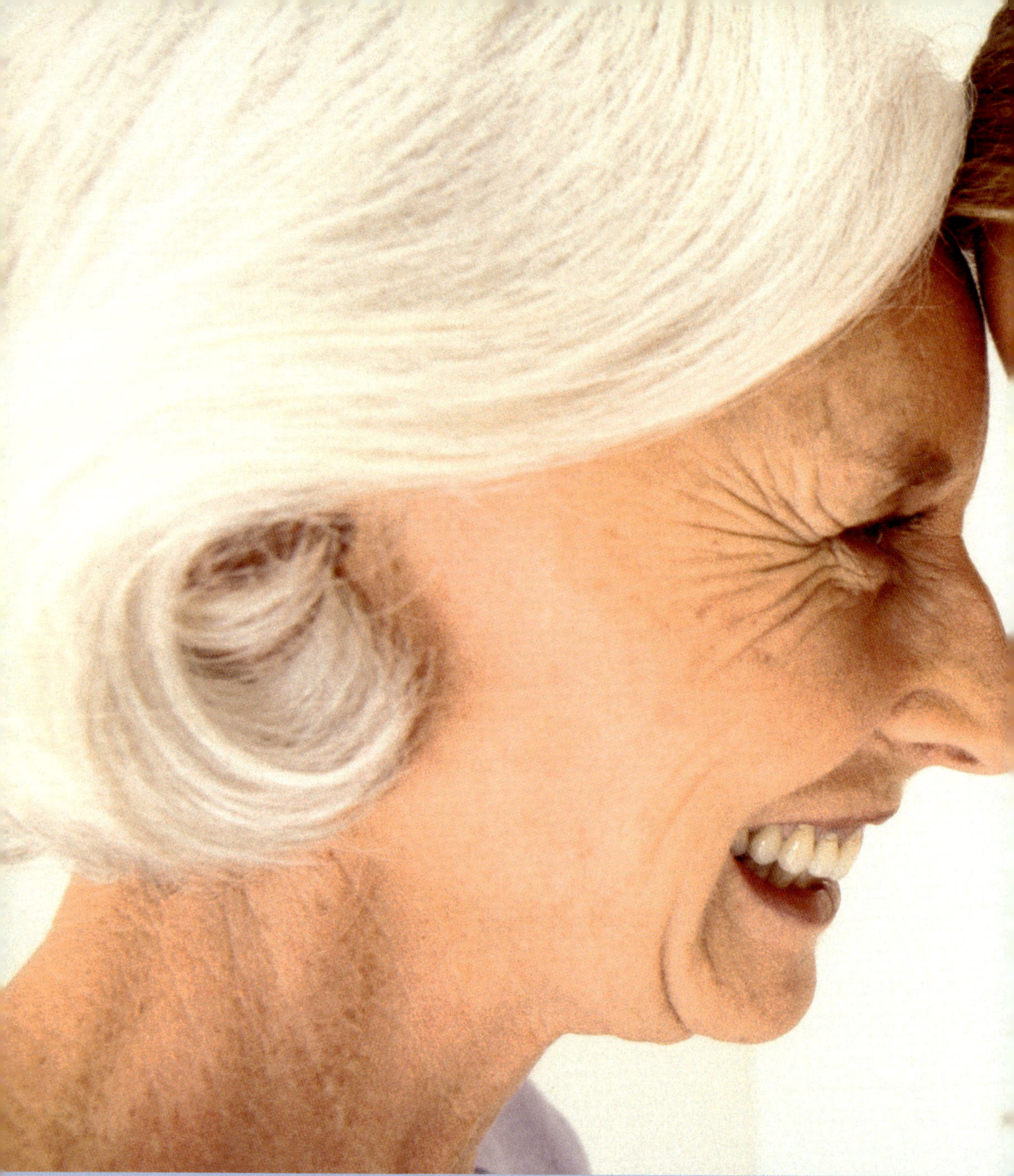

Teil 2: Mayr-Me

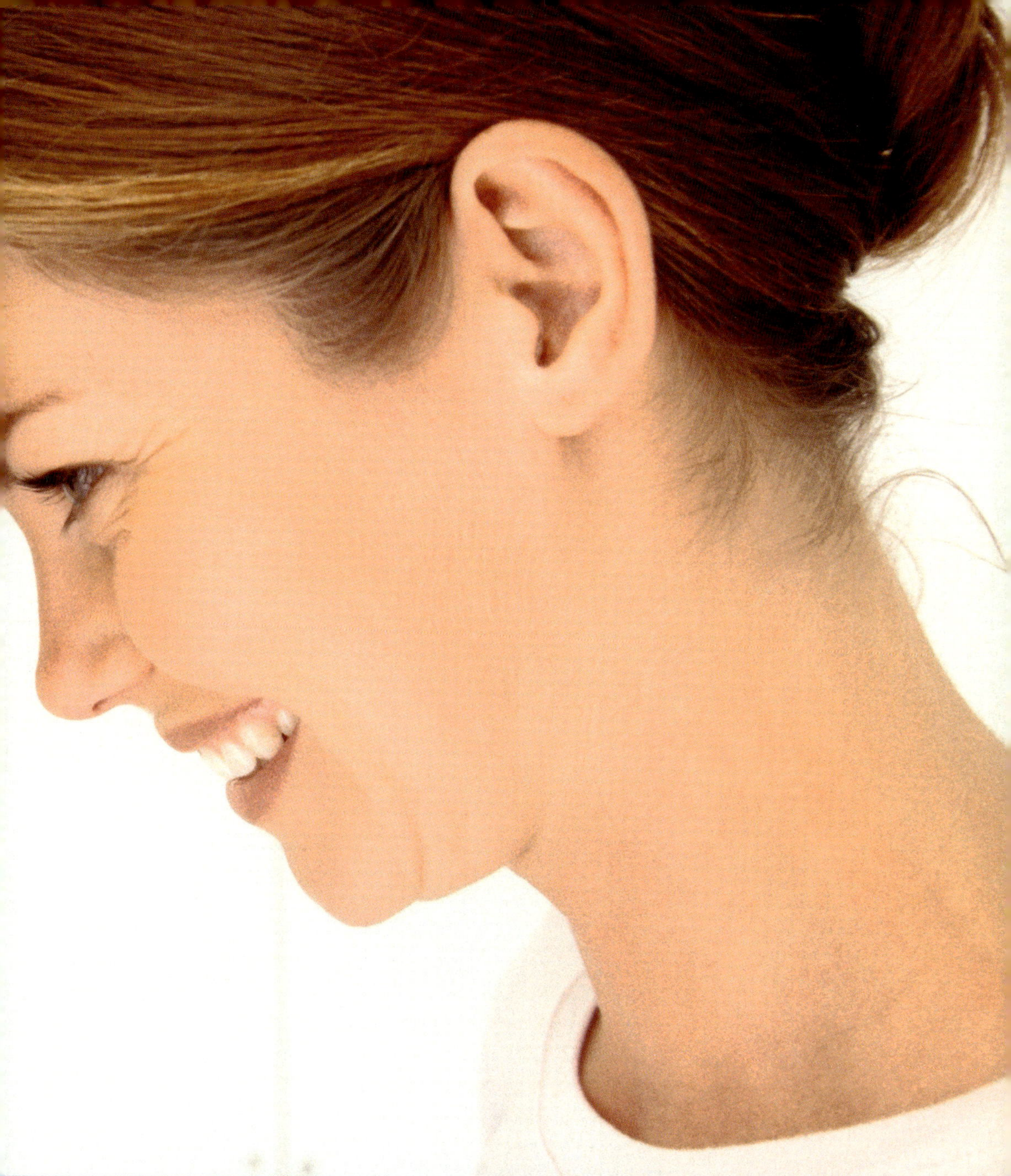

dizin für Frauen

PMS – Die Tage vor den Tagen

Beim Prämenstruellen Syndrom handelt es sich um ein Krankheitsbild der Frauenheilkunde, das schon sehr lange bekannt, aber sehr wenig erforscht ist.

Bereits vor 2500 Jahren beschrieb Hippokrates, der Vater der Medizin im alten Griechenland, das zyklusabhängige Beschwerdebild, bei dem die Frauen unter „den Tagen vor den Tagen“ leiden.

Das Prämenstruelle Syndrom – Krankheit oder Hysterie?

Info

Das Prämenstruelle Syndrom wurde lange Zeit in Fachkreisen als Krankheitsbild nicht ernst genommen. Erst heute ändert sich diese Einstellung langsam. Es gibt aber nach wie vor keine systematische Forschung zu PMS-Beschwerden.

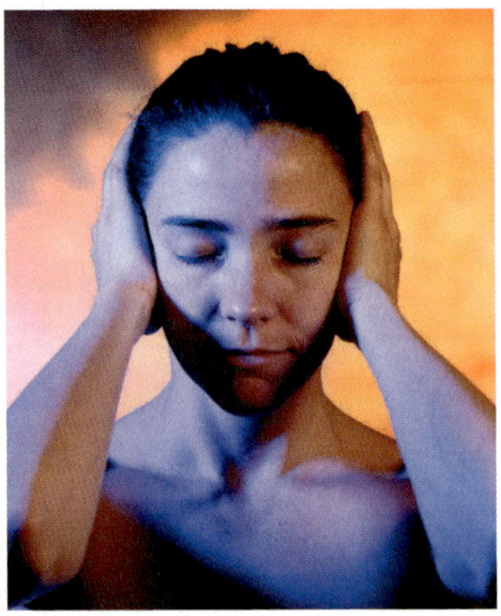

Obwohl heute jede dritte Frau mehr oder weniger unter prämenstruellen Beschwerden leidet, gibt es für die Diagnose keine spezifischen Tests oder Laboruntersuchungen und für die Therapie nur unbefriedigende Ansätze. Interessant ist, dass über die Wechseljahre ein Buch nach dem anderen erscheint, ein Ärztekongress nach dem anderen abgehalten wird und Experten ständig aktualisierte Empfehlungen abgeben, während es zum Thema PMS, unter dem Millionen von Frauen ebenso leiden, nichts Vergleichbares gibt. Dabei ist der Leidensdruck, den Frauen mit Stimmungsschwankungen und Brustspannen vor der Periode haben, keineswegs geringer als bei Frauen mit Hitzewallungen und Schlafstörungen während der Wechseljahre. Da die Beschwerden aber auch ohne Behandlung mit der Menstruation verschwinden und nicht lebensbedrohlich sind, betrachten viele Mediziner das PMS nicht als schwerwiegende Erkrankung, sondern eher als vorübergehendes Zipperlein.

In Fachkreisen wird die Erkrankung jedoch zunehmend ernst genommen und nicht mehr als Hysterie abgetan.

Eine Störung mit vielen Gesichtern

Jede Frau im gebärfähigen Alter kann mehr oder weniger stark unter PMS leiden. Meist beginnen die Beschwerden mit Anfang 20 und verschlimmern sich mit zunehmendem Alter. Es gibt wohl auch bestimmte auslösende Faktoren wie das Absetzen der Pille oder die Geburt eines Kindes. Während der Schwangerschaft und der Wechseljahre hören die Beschwerden schlagartig auf.

Die Symptome sind sehr vielfältig, inzwischen kennt man über 150 (!) Einzelbeschwerden. Diese können in ihren Auswirkungen von einer Beeinträchtigung des Wohlbefindens bis hin zur Arbeitsunfähigkeit reichen. Sie beginnen 2 bis 14 Tage vor der Regelblutung, hören mit Einsetzen der Regel auf und wiederholen sich Monat für Monat. Zu den allgemeinen und häufigsten Symptomen zählen Kopfschmerzen, Brustspannen, Aufgedunsenheit, Müdigkeit, Akne, Gewichtszunahme, Blähbauch und Stimmungsschwankungen. Wenn sich die Beschwerden hauptsächlich im gefühlsmäßigen Bereich abspielen, spricht man vom so genannten PMDS (Prämenstruelle Dysphorische Störung): Angst, Reizbarkeit und Depressionen stehen hier im Vordergrund.

Mangels Forschung konnten bis heute die genauen Ursachen von PMS noch nicht festgestellt werden, lediglich einzelne Zusammenhänge wurden von Experten aufgezeigt.

Info

Die Symptome beim Prämenstruellen Syndrom sind sehr unterschiedlich: Es können körperliche Beschwerden wie Kopfschmerzen, Brustschmerzen oder Wassereinlagerungen auftreten, aber auch psychische Beeinträchtigungen wie Reizbarkeit und Depressionen kommen häufig vor.

Die Hormone spielen verrückt

Das hormonelle System ist sehr empfindlich und leicht durch körperliche Veränderungen, aber auch durch äußere Einwirkungen beeinflussbar. Wenn man sich die hormonellen Veränderungen während des weiblichen Zyklus einmal näher anschaut, wird deutlich, dass im Normalfall die erste Zyklushälfte vom Hormon Östrogen und die zweite Zyklushälfte vom Hormon Progesteron bestimmt wird. Ein Zusammenhang zwischen dem PMS und dieser Hormonbalance ist also nahe liegend, da die Beschwerden strikt zyklusabhängig auftreten.

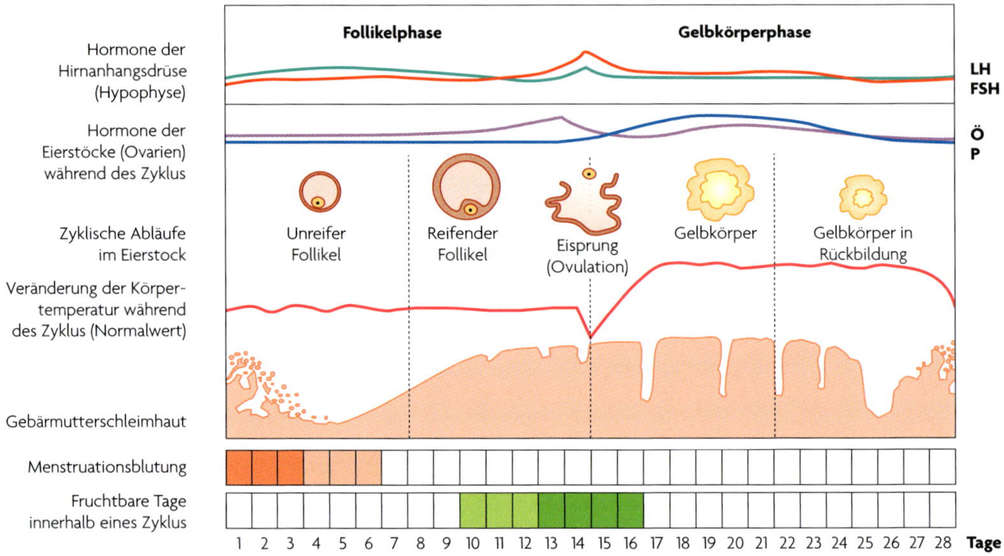

Im Verlauf des Zyklus steuern die Hormone der Hirnanhangsdrüse LH und FSH die Ausschüttung der Eierstockshormone Östrogen und Progesteron. Dadurch kommt es zur Eireifung, zum Eisprung, zur Erhöhung der Körpertemperatur und schließlich zu Aufbau und Abblutung der Gebärmutterschleimhaut.

Jahrelang wurde angenommen, dass ein Progesteronmangel vor der Periode das PMS auslöst. Labortechnisch lässt sich im Blut jedoch kein solcher Mangel nachweisen. Daher kann man davon ausgehen, dass ein relatives Ungleichgewicht zwischen Östrogen und Progesteron eine Rolle spielt. Wahrscheinlicher ist aber, dass andere Faktoren entscheidender sind.

Info

Möglicherweise haben die zyklusabhängigen Beschwerden mit einem unausgewogenen Verhältnis der Hormone Östrogen und Progesteron zu tun. Es ist jedoch wahrscheinlich, dass auch andere Faktoren eine Rolle spielen.

Den Nerven fehlt das Glückshormon

Einer der bedeutendsten Botenstoffe für das Nervensystem ist Serotonin, das auch als Glückshormon bezeichnet wird. Man fand in mehreren Studien bei Frauen, die unter PMS leiden, einen deutlich verminderten Serotoninspiegel im Blut.

Serotonin reguliert den Schlaf und den Blutdruck, hält den Darm in Bewegung und sorgt für gute Laune. Ein Mangel an Serotonin löst nicht nur Heißhungerattacken aus, er kann zu genau den Beschwerden führen, die beim Prämenstruellen Syndrom auftreten. Für die These, dass bei PMS eine Störung dieses Botenstoffs vorliegt, spricht auch die hohe Wirksamkeit von Psychopharmaka bei der PMS-Behandlung, die den Spiegel von Serotonin heben (z.B. Fluctin). Interessanterweise wird Serotonin zu 90 % im Dünndarm und nicht wie ursprünglich angenommen im Gehirn produziert.

Inzwischen werden auch andere Botenstoffe darauf untersucht, ob sie vor der Periode aus der Balance geraten. Zu den Verdächtigen gehört Dopamin, welches ebenfalls vom Nervensystem des Darms produziert wird. Dopamin beeinflusst unter anderem Prozesse im Gehirn, die das Gefühlsleben, Freude und Schmerzempfindung kontrollieren.

Erforscht wird auch, ob sich der Abfall des Progesterons vor der Periode auf die Funktion eines weiteren Botenstoffs, GABA (Gammaaminobuttersäure), auswirkt. Dieser beeinflusst Emotionen wie Aggression und Angst.

Eine mögliche Ursache des PMS kann eine aus dem Gleis geratene Reaktion des Nervensystems und der Botenstoffe auf die zyklischen Hormonschwankungen sein.

Info

Serotonin ist ein wichtiger Botenstoff für das Nervensystem und wird auch als Glückshormon bezeichnet. Fällt der Serotoninspiegel im Blut, kann dieser Mangel auch zu den typischen PMS-Symptomen führen.

Die Rolle der Ernährung – Frau ist, was sie isst

Unbestritten ist inzwischen, dass die heutige Ernährung einen wesentlichen Einfluss auf das PMS hat, da durch Nahrungsumstellung Beschwerden wesentlich gelindert werden konnten. Dazu zeigte sich in einer Reihe von neuen Studien, was Betroffene im Gegensatz zu Gesunden essen: mehr Zucker, Salz, Alkohol und Koffein, mehr tierische Fette, Milchprodukte und industriell hergestellte Fertigprodukte. Diese Frauen verfügten außerdem über weniger Eisen, Zink, Kalzium, Magnesium, Vitamin B und essentielle Fettsäuren.

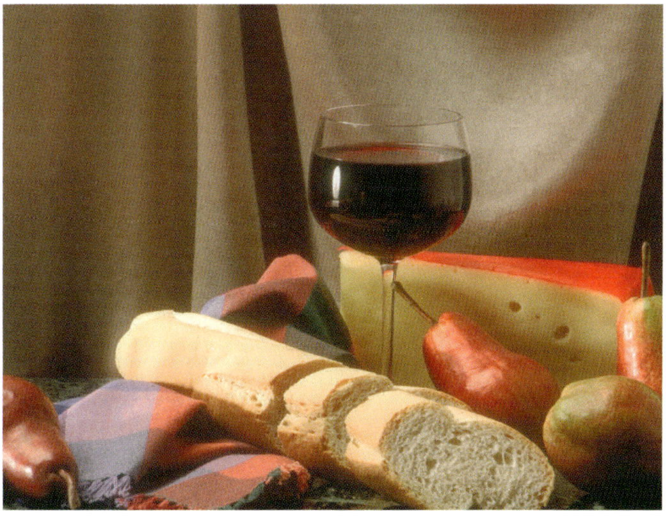

Die letztgenannten Nährstoffe können während einer Schwangerschaft, der Stillzeit oder mit Einnahme der Pille noch weiter fallen. Das erklärt auch, warum nach der Geburt eines Kindes oder bei Beendigung der Pilleneinnahme die Symptome schlimmer werden.

Wenn Allergien eine Rolle spielen

Lebensmittelunverträglichkeiten können ebenfalls Faktoren sein, die mit der Entstehung oder Verschlimmerung von PMS in Zusammenhang stehen.

Bei einer Allergie produziert der Körper große Mengen an Histamin, was bestimmte Reaktionen im Körper auslöst, z.B. Juckreiz und Rötung der Haut (siehe auch Kapitel Menstruationsbeschwerden, Seite 86–90).

Unverträglichkeiten häufen sich, wenn bestimmte Lebensmittel hohe Konzentrationen an Histamin enthalten, die der Organismus nicht abbauen kann. Stark histaminhaltige Lebensmittel sind z.B. Thunfisch, Rotwein, Schokolade und gereifter Käse. Dieses Histamin führt unter anderem zu Entzündungsreaktionen, Herzklopfen, Blähungen, Kopfschmerzen und Verkrampfungen der Gebärmutter.

Tipp

Wenn der Körper nicht in der Lage ist, Histamin abzubauen, kann das zu Entzündungsreaktionen, Herzklopfen, Blähungen, Kopfschmerzen und Verkrampfungen der Gebärmutter führen. Diese Histaminintoleranz können Mayr-Arzt oder -Ärztin durch einen einfachen Muskeltest feststellen.

Falls eine Lebensmittelunverträglichkeit ein Faktor des PMS-Leidens ist, müssen sich die Symptome entscheidend bessern, wenn man auf histaminhaltige Nahrungsmittel verzichtet.

Histaminintoleranz kann auch durch einen Muskeltest der Applied Kinesiology (siehe Seite 27–28) festgestellt werden.

Stress: steter Tropfen bringt das Fass zum Überlaufen

Nicht so sehr die einschneidenden Ereignisse im Leben, wie Trennung, Arbeitsplatzverlust oder Trauer, lösen dauerhaft Symptome aus. Das Risiko, an PMS zu erkranken, steigt eher durch den täglichen negativen Stress, ausgelöst durch Überlastung, finanzielle Sorgen, Perfektionismus in der Doppelrolle als Berufstätige und Mutter oder Partnerschaftsprobleme.

Ein dauerhaft erhöhter Cortisolspiegel lässt die Akkus leer laufen, was zu Erschöpfung führt. Außerdem konkurriert Cortisol mit Progesteron, welches bei einem zu hohen Cortisolspiegel nicht in die Körperzellen gelangen kann. Ein Progesteron-Defizit ist die Folge, obwohl der Körper eigentlich genug produziert. Dies erklärt auch, warum man den vermuteten Mangel an Progesteron nicht im Blut messen kann.

Schulmedizinische Therapieansätze derzeit eher hilflos

Das Problem PMS wird von der Forschung noch komplett vernachlässigt. Frauenärzte und -ärztinnen sind sich einig, dass es in der Schulmedizin keine nachweislich wirksame Therapie gibt.

Info

Die Schulmedizin verfügt bisher über keine zufrieden stellende Therapie für das Prämenstruelle Syndrom. In der Regel werden nur die Symptome bekämpft bzw. unterdrückt.

Im Augenblick bietet sich nur die Möglichkeit, die Symptome zu behandeln oder generell den Zyklus hormonell zu beeinflussen. Bei vorwiegend psychischen Beschwerden werden Beruhigungsmittel oder die besagten Serotonin anhebenden Psychopharmaka wie Fluctin ausprobiert. Bei Brustspannungen sollen prolaktin- und dopaminsenkende Substanzen helfen, die auch zum Abstillen angewandt werden. Bei Wassereinlagerungen und prämenstrueller Gewichtszunahme werden Entwässerungstabletten verordnet. Da all diese Therapien erwartungsgemäß Nebenwirkungen haben, werden Patientinnen bei manchen Ärzten und Ärztinnen auch mit Pflanzenheilstoffen wie z.B. Mönchspfeffer (Agnus castus) mehr oder weniger erfolgreich behandelt.

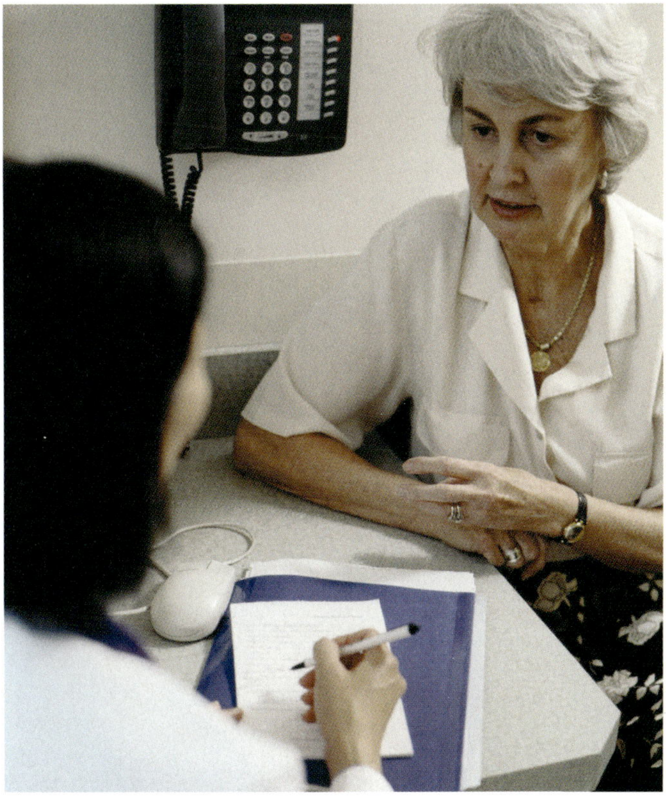

In einigen Fällen wird der weibliche Zyklus durch so genannte GnRH-Analoga, Hormonblocker, komplett unterdrückt und damit die prämenstruelle Phase verhindert, mit erheblichen Nebenwirkungen, die dann durch die Gabe einer Pille aufgefangen werden. In Extremfällen wird sogar die Entfernung der Eierstöcke empfohlen.

Dass diese Therapien keine befriedigende Lösung sind, erkennen auch heute viele Fachärzte und suchen nach Alternativen, wobei allerdings jeder vor sich hin experimentiert.

Warum die Moderne Mayr Medizin beim Prämenstruellen Syndrom umfassend hilft

Wie Sie bisher erfahren konnten, gibt es keine effektive schulmedizinische Therapie gegen PMS, es werden immer nur einzelne Symptome mehr oder weniger erfolgreich behandelt. Eine Behandlung des gesamten Organismus könnte aber die breite Palette und Unterschiedlichkeit der Symptome erfassen. Die Moderne Mayr Medizin ist eine solche ganzheitliche Methode, eine Ganzkörpertherapie sozusagen.

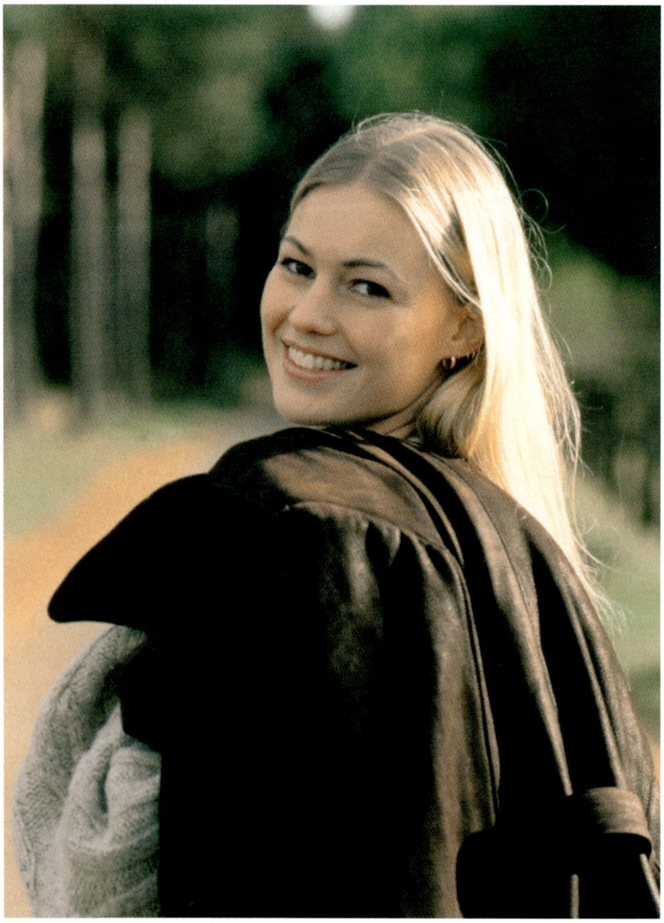

Dabei handelt es sich um eine sehr individuelle Behandlung, die nach einer von F.X. Mayr entwickelten, genauen körperlichen Diagnostik durchgeführt wird. Besondere Beachtung finden unter anderem die Körperhaltung, die Bauchform sowie die unterschiedlichen Zeichen der Übersäuerung. Je nach Ausprägung dieser Kriterien wird die Kurdurchführung individuell festgelegt. Außerdem werden Mangelzustände überprüft und bei Bedarf durch eine gezielte Gabe von Vitaminen und Mineralien beseitigt.

Die vier „S" der Mayr-Therapie: Schonung, Säuberung, Schulung und Substitution (siehe Seite 51–62) bewirken über die Darmsanierung eine Entgiftung und Regeneration des gesamten Organismus inklusive des hormonellen Systems, des Stoffwechsels und der Psyche.

Frauen, die eine 3- bis 4-wöchige Mayr-Therapie gemacht haben, berichten über erstaunliche Veränderungen ihrer PMS-Beschwerden.

Mayr macht gute Laune

Das Glückshormon Serotonin spielt eine ganz entscheidende Rolle bei der Entstehung der PMS-Symptome. Heute weiß man, dass Serotonin in großen Mengen durch spezielle Zellen der Darmschleimhaut produziert wird. Das Darmnervensystem, welches die Ausschüttung des Glückshormons steuert, ist hauchdünn und liegt in der Darmwand. Es besteht aus 100 Millionen Nervenzellen und arbeitet ohne Hilfe des Gehirns.

In der Modernen Mayr Medizin ist der Darm ein Organ von zentraler Wichtigkeit. Leider krankt unsere zivilisierte Gesellschaft zunehmend an einem schlecht funktionierenden Verdauungssystem. Das Therapiekonzept der Modernen Mayr Medizin zielt daher auf eine Gesundung des Darms. Denn ein intakter Darm führt zur Gesundung der meisten Organe und Systeme des menschlichen Körpers. Andersherum können Funktionsstörungen des Darms fatale Folgen, z.B. Funktionsstörungen des Herzens, nach sich ziehen.

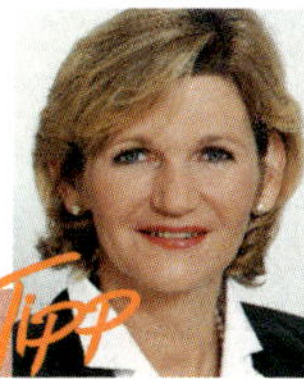

Eine Darmsanierung nach Mayr bringt gute Laune. Das Glückshormon Serotonin wird nämlich in speziellen Zellen der Darmschleimhaut produziert. Funktioniert der Darm wieder besser, steigert sich auch unser Glücksgefühl.

Es ist logisch, dass in einem gesunden Verdauungsapparat das Nervensystem des Darms ganz besonders gut funktioniert und die richtige Menge an Serotonin von der Darmschleimhaut produziert wird. Hier erklärt sich, warum schon während der Mayr-Therapie viele Patienten über eine ausgesprochen gute Stimmung berichten und sich seelisch ausgeglichener fühlen.

Für die von prämenstruellen psychischen Symptomen geplagte Frau ist das eine ganz besonders gute Nachricht. Durch das ansteigende Serotonin verringern sich Ängste und Depressionen. Reizbarkeit und Wutanfälle werden durch einen ausgeglichenen Gemütszustand abgelöst. Dieser Zustand hält auch nach der Therapie so lange an, wie der Darm gesund bleibt.

Ergänzend kann die Einnahme von Tryptophan den Serotoninspiegel günstig beeinflussen. Tryptophan ist eine Aminosäure, aus welcher der Körper Serotonin herstellen kann. Die Gabe von 50 bis 200 mg Tryptophan hat sich zur Besserung prämenstrueller Stimmungsschwankung bewährt.

Mayr macht eine gute Figur

Das Ernährungsverhalten hat eine entscheidende Bedeutung für die Stärke der PMS-Beschwerden, sie lassen sich durch eine gezielte Ernährungsumstellung günstig beeinflussen.

Durch die Reduzierung auf eine basische Kost und die Entgiftung des Darms während der Mayr-Therapie (siehe Seite 53–55) wird der Organismus mit äußerst positiven Auswirkungen entsäuert. Lästige Wassereinlagerungen im Gewebe verschwinden, da die Lymphe wieder besser transportiert werden kann. Dadurch kommt es nicht mehr zum Gefühl der Aufgedunsenheit, der Busen schmerzt nicht mehr, Finger, Gelenke und Bauch schwellen prämenstruell nicht mehr an.

Info

Eine Mayr-Therapie schult nicht nur den Darm, sondern auch unsere Sinne. Die Lust auf gesunde Nahrungsmittel setzt automatisch ein. Die meisten Patienten schränken freiwillig Genussmittel ein und greifen lieber zu Obst und Gemüse.

Dieser Zustand kann erhalten werden, wenn auch nach der Mayr-Therapie die Ernährung umgestellt wird. Es ist ein ganz besonderes Phänomen in der Modernen Mayr Medizin, dass die instinktive Auswahl guter und gesunder Nahrungsmittel während der Therapie geschult wird. Fast automatisch wandelt sich der sensibel gewordene Geschmack hin zu einer gesunden Ernährung.

So werden stark gesalzene Speisen nach der Therapie eher als unangenehm empfunden. Die Konsequenz bedeutet weniger Salz, wodurch weniger Wasser im Körper gebunden wird. Oft wird freiwillig auf Kaffee verzichtet, was der Übersäuerung und den Wassereinlagerungen entgegenwirkt.

Auch Fettiges und Zuckerhaltiges wie Kekse, Kuchen und Schokolade werden gemieden. Statt gesättigter Fette in Fleisch und Wurst werden ungesättigte Fette in Nüssen, Getreidesorten und guten pflanzlichen Ölen bevorzugt. Außerdem wird durch eine Mayr-Therapie der Appetit auf Gemüse und Obst gefördert, was die Zufuhr wichtiger Vitamine und Mineralien sichert. Interessanterweise führt die qualitative Verbesserung der Ernährung nicht zu einer Einschränkung, denn die Palette an köstlichen und nahrhaften Produkten ist groß.

Aber es gibt noch weitere Gründe, warum die Moderne Mayr Medizin eine gute Figur macht. Die Gesundung des Darms wirkt der prämenstruellen Verstopfung und dem aufgeblähten Bauch entgegen. Eine spezielle Bauchbehandlung (siehe Seite 50–51) während der Mayr-Therapie führt zur Verbesserung der Darmfunktionen und bringt

Dünn- und Dickdarm wieder in seine normale Lage und Form zurück. Die prämenstruelle „Kugel“ vor dem Bauch verschwindet.

Mayr macht munter

In der Modernen Mayr Medizin ist Schonung ein wichtiges Heilungsprinzip. Dabei ist nicht nur die Schonung des Darms, sondern die des gesamten Organismus erforderlich, was aber durch die Nahrungsmittelreduktion nach Mayr fast automatisch einsetzt.

Während einer Mayr-Therapie wird man ruhiger und gelassener. Man sollte unnötige Hektik und Stress sowohl im beruflichen wie auch im privaten Bereich meiden. Das Bedürfnis nach Ruhe und Schlaf wird größer, der Körper kann regenerieren. Um auch die Psyche zu entlasten, sollte man der heute üblichen Informationsflut ausweichen.

Körperliche und geistige Schonung laden die Akkus wieder auf. Medizinisch bedeutet das eine Normalisierung des Cortisolspiegels. Zu viel Cortisol behindert die Wirkung von Progesteron. Bei einem normalen Cortisolspiegel hingegen kann Progesteron seine Wirkung vor allem in der prämenstruellen Phase wieder voll entfalten und der Heftigkeit der PMS-Beschwerden entgegenwirken.

Aber auch die häufig beklagte permanente Müdigkeit, sei sie nun prämenstruell oder alltäglich, verschwindet. Die Regeneration des Darms bedeutet die Regeneration aller Organe und Systeme. Die Abläufe im hormonellen und im Stoffwechselsystem funktionieren reibungsloser.

Hinzu kommt, dass in der Modernen Mayr Medizin die Substitution, das heißt die Einnahme von fehlenden, aber sehr wichtigen Vitaminen und Mineralien, einen hohen Stellenwert erlangt hat. Im Zusammenhang mit PMS sind dies vor allem Zink, Vitamin B_6 und E, Magnesium, Kalzium und die ungesättigten Omega-3-Fettsäuren in Leinöl oder in Kapselform.

Tipp

Zur Vermeidung von PMS-Beschwerden nehmen Sie täglich:
400 IE Vitamin E
50 mg Vitamin B_6
300–600 mg Magnesium
30 mg Zink
1000 mg Kalzium
2 EL Leinöl oder Omega-3-Fettsäuren in Kapselform.

Wenn der Kopf schmerzt

Kopfschmerzen sind ein häufiges PMS-Symptom. Doch kann es eine Verbindung zwischen Kopfschmerzen und den Funktionen unseres Verdauungssystems geben?

Info

Eine Darmsanierung nach der Modernen Mayr Therapie macht Ihre Haut reiner, straffer und schöner. Durch die Entschlackung und Entgiftung gewinnen Sie an positiver Ausstrahlung und Vitalität.

Es kann: Durch die in der heutigen Zeit übliche Ernährungsweise kann der Nahrungsbrei nicht mehr in der erforderlichen Zeit den Darm passieren. Es kommt zu Fäulnis und Gärung, was wiederum zur Entstehung von Giftstoffen, so genannten Toxinen führt. Diese Toxine schädigen ihrerseits den Darm, führen aber auch, wenn sie ins Blut gelangen, zu Fernsymptomen. Dies können u.a. Kopfschmerzen bis hin zur Migräne sein.

Die Säuberung des Darms während einer Mayr-Therapie ermöglicht seine Entgiftung, so können die Toxine nicht mehr auf die Gefäße wirken. Es ist immer wieder erstaunlich, dass durch die Moderne Mayr Medizin prämenstruelle Kopfschmerzen, aber auch Migräneattacken zu anderen Zykluszeiten verschwinden.

Mayr macht schön

Die Haut ist ein Entgiftungsorgan. Unreine Haut signalisiert, dass Schlacken und Giftstoffe nur unzureichend über den Darm ausgeschieden werden können und sich daher ein anderes Ventil suchen. Ein typisches Beispiel hierfür ist das Sprießen von Pickeln bei übermäßigem Fettkonsum.

Umgekehrt wird die Haut reiner, straffer und schöner durch eine Darmsanierung. Wenn die Verdauungsorgane gesunden und wieder normal entgiften, erübrigt sich das „Notventil Haut“. Außerdem werden in der Mayr-Therapie nur solche Nahrungsmittel zugeführt, die keine tierischen Fette enthalten. Durch die Schulung in der Modernen Mayr Medizin fällt es auch nach der Therapie leicht, den Konsum an tierischem Fett und Eiweiß einzuschränken. Dies wirkt dann auch der lästigen prämenstruellen Akne entgegen.

Die Entwässerung und der individuell unterschiedliche Gewichtsverlust unterstreichen das vitale Aussehen und tragen zur Stärkung des Selbstbewusstseins bei (siehe auch Zierden: Einfach schön mit F.X. Mayr, Haug Verlag 2004).

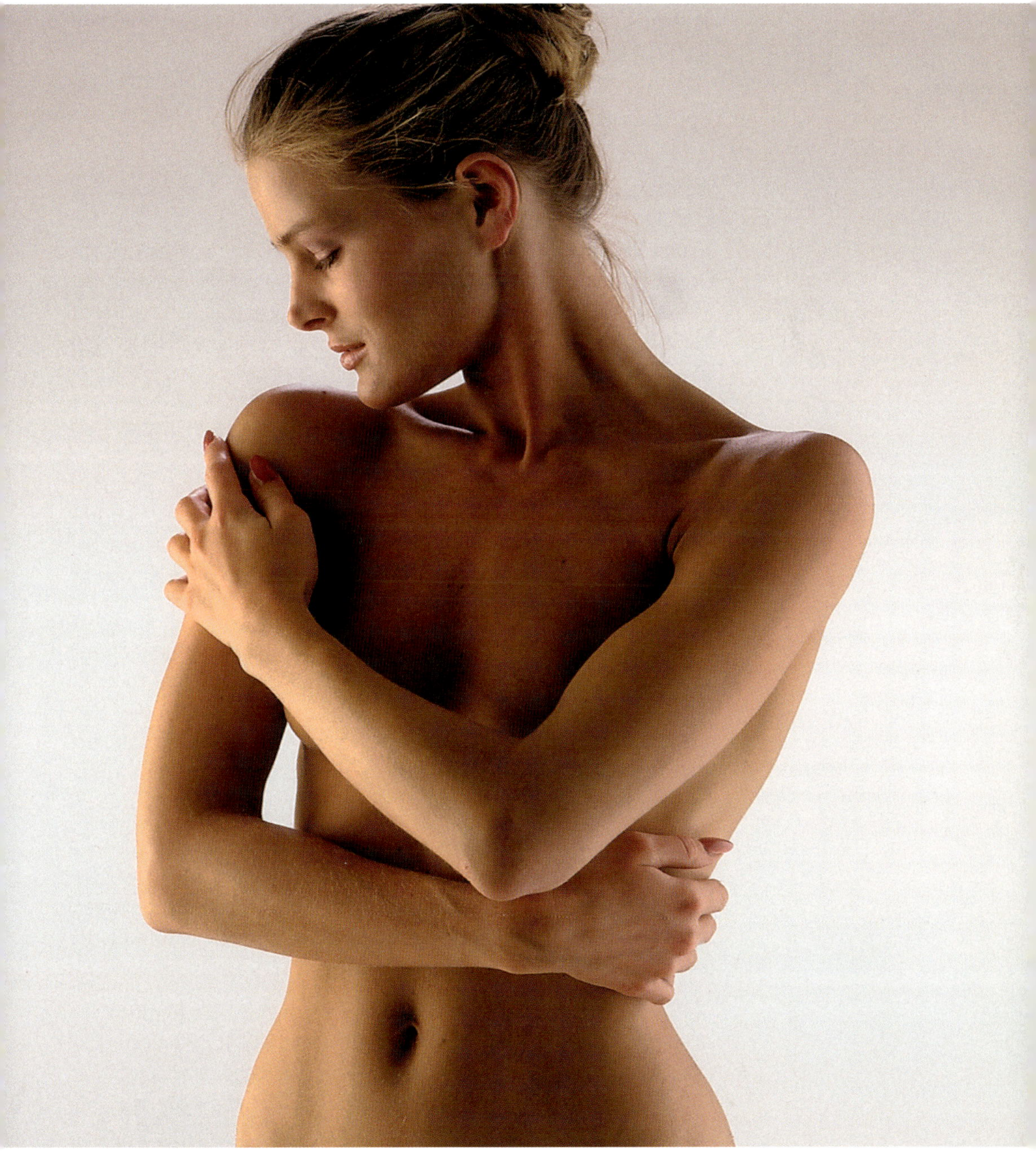

Menstruationsbeschwerden

60 % aller Frauen leiden unter Menstruationsbeschwerden. Diese äußern sich in krampfartigen Schmerzen im Unterbauch, Rückenschmerzen, Übelkeit und Erschöpfung. Nach einer repräsentativen Umfrage von der Berliner Charité haben nur 7 % der Frauen zwischen 28 und 38 Jahren eine positive Einstellung zu ihrer Menstruation, ein Drittel aller Frauen erlebt die Regelblutung als sehr negativ, zwei Drittel würde am liebsten darauf verzichten, wenn es dabei keine gesundheitlichen Risiken geben würde.

Monat für Monat Schmerzen

Bei Menstruationsbeschwerden haben psychische Ursachen eine große Bedeutung. Sie spiegeln unter anderem einen Konflikt im Zusammenhang mit der gesellschaftlichen Rolle der Frau. Wie aus der bereits genannten Studie erkennbar wird, akzeptieren nur wenige Frauen ihren weiblichen Zyklus.

Info

Emanzipation bedeutet auch die Wiederentdeckung der Weiblichkeit und die Besinnung auf die verschiedenen Zyklusphasen. Durch ihre größere Unabhängigkeit haben Frauen heute die Möglichkeit, ihre Menstruation wertfreier zu betrachten.

In einer Gesellschaft, wo Frauen immer leistungsfähig und „gut drauf" sein müssen, wo Reflexion und Besinnung eher störend wirken, wird diese Phase des Zyklus als unproduktiv und negativ abgestempelt. Das gipfelt in der Forderung namhafter Professoren der Gynäkologie, die Menstruation hormonell komplett zu unterdrücken, da sie ja völlig überflüssig sei, wenn frau nicht schwanger werden möchte.

Der griechische Arzt Hippokrates (460–377 v. Chr.) sah die Menstruation als natürliche Reinigung. Allerdings sollte sie die nicht schwangere Frau von schlechten Säften und Giften befreien, die ihr im Unterschied zum Mann eigen seien. Frauen galten in dieser Phase ihres Zyklus als unrein. Auch heute noch fühlt sich jede vierte Frau entsprechend.

Die Menstruation wurde im Verlauf der Geschichte immer wieder instrumentalisiert, um Frauen zu diskriminieren. Als Argument für Unreinheit und Schwäche diente sie zur Unterdrückung der Frau. Folgerichtig können viele Frauen bis heute ihre zyklische Natur nicht als positiven Aspekt ihrer Weiblichkeit sehen.

Erst mit Einführung der Pille vor 40 Jahren und der damit einhergehenden Selbstbestimmung, ob und von wem Frauen schwanger werden möchten, hat sich eine Wandlung vollzogen. Da dies zuvor über mehrere tausend (!) Jahre nicht möglich war, stehen wir jetzt mitten in diesem Prozess, in dem Frauen sich aus ihren alten biologischen, religiösen und gesellschaftlichen Zwängen zu lösen beginnen.

Woher kommt der Schmerz?

In der Schulmedizin werden die Ursachen der Dysmenorrhö (Regelschmerzen) in eine funktionelle oder eine organische Dysmenorrhö eingeteilt. Unter einer organischen Störung versteht man die Versprengung von Gebärmutterschleimhaut im Bauchraum, auch Endometriose genannt. Aber auch gutartige Muskelknoten in der Gebärmutter, so genannte Myome, können zu Regelschmerzen führen.

Bei Frauen mit funktionellen Störungen hat man im Menstruationsblut erhöhte Werte von Alpha-2-Prostaglandin oder kurz PGE2 gefunden. Dieser Botenstoff führt zu einem Abstoßen der Schleimhaut, in höherer Konzentration auch zu schmerzhaften Krämpfen der Gebärmutter.

Als weitere, bisher nicht so bekannte Ursache ist die Unverträglichkeit von bestimmten Nahrungsmitteln zu sehen. Dabei sind vor allem die Lebensmittel von Bedeutung, die einen hohen Gehalt an Histamin haben. Histamin ist eine Substanz, die allergische Reaktionen, aber auch Blutdruckabfall, Blähungen sowie Krämpfe des Gebärmuttermuskels auslösen kann.

Normalerweise wird ein Überangebot an Histamin durch ein bestimmtes Enzym abgebaut. Dieses Enzym heißt Diaminooxidase, abgekürzt DAO, und wird im Dünndarm gebildet. Ist der Darm aber selbst entzündet oder entsteht dort durch Gärungsprozesse zu viel Alkohol, wird die Produktion dieser histaminabbauenden DAO gedrosselt. Infolgedessen reagiert der Körper auf Lebensmittel mit hoher Histaminkonzentration, z.B. mit krampfartigen Schmerzen der Gebärmutter während der Regel.

Lebensmittel mit hohem Histamingehalt sind lange gereift oder wurden lange gelagert: Rotwein, Schokolade, Nüsse, gereifter Käse, Thunfisch, Tomaten, Spinat, geräucherte Wurstwaren etc.

Info

Unverträglichkeiten von histaminhaltigen Lebensmitteln können zu starken Regelschmerzen führen. Meiden Sie in einem solchen Fall Rotwein, Nüsse, Schokolade, reifen Käse, Thunfisch, Tomaten, Spinat und geräucherte Wurstwaren.

Ob Sie an einer Histaminunverträglichkeit leiden, können Sie selbst feststellen, wenn Sie zwei Monate konsequent auf diese Lebensmittel verzichten. Lassen die Regelschmerzen dann nach und verspüren Sie nach dem Essen keine Beschwerden mehr wie Herzklopfen, Völlegefühl oder Blähungen, können Sie sicher sein, an einer Lebensmittelunverträglichkeit zu leiden.

Noch einfacher ist es, die Lebensmittelunverträglichkeiten durch Tests bei einem Mayr-Arzt oder einer Mayr-Ärztin feststellen zu lassen. Dies ist zum Beispiel durch einen einfach durchführbaren Muskeltest (Applied Kinesiology, siehe Seite 27–28) möglich.

Welche Lösungen bietet die Moderne Mayr Medizin?

Schlüssel in der Behandlung von Menstruationsschmerzen ist die Reduzierung bzw. Blockierung des Entzündungsfaktors PGE2. Die Schulmedizin empfiehlt daher spezielle Schmerzmittel, die die Bildung von PGE2 verhindern. Diese Stoffe werden auch in der Rheumatherapie eingesetzt, belasten aber bei regelmäßiger Einnahme aufgrund der Nebenwirkungen den Organismus.

Info

Der Entzündungsfaktor PGE2, der zu schmerzhaften Gebärmutterkrämpfen führt, wird in der Mayr-Therapie auf natürliche Weise reduziert .

Natürliche Entzündungshemmung

Die Moderne Mayr Medizin sucht die Lösung zum einen in der Regeneration und Entgiftung der entzündlich veränderten Verdauungsorgane. Über die Streuung der Darmtoxine kommt es zu einer Reizung des Nachbarorgans Gebärmutter. Diese ist dann während der Regel wesentlich empfindlicher und reagiert schon auf geringe Mengen des natürlich vorkommenden PGE2 mit schmerzhaften Kontraktionen. Durch die Mayr-Therapie werden die Darmtoxine ausgeleitet, der entzündliche Dünndarm kann sich regenerieren und somit auch die Gebärmutter.

Des Weiteren wird in der Modernen Mayr Medizin der Entzündungsfaktor PGE2 durch eine Ernährungsumstellung auf natürliche Weise reduziert.

In der strengen wie auch der milderen Form der Mayr-Therapie wird weitgehend auf tierisches Eiweiß in Form von Fleisch verzichtet. Rotes

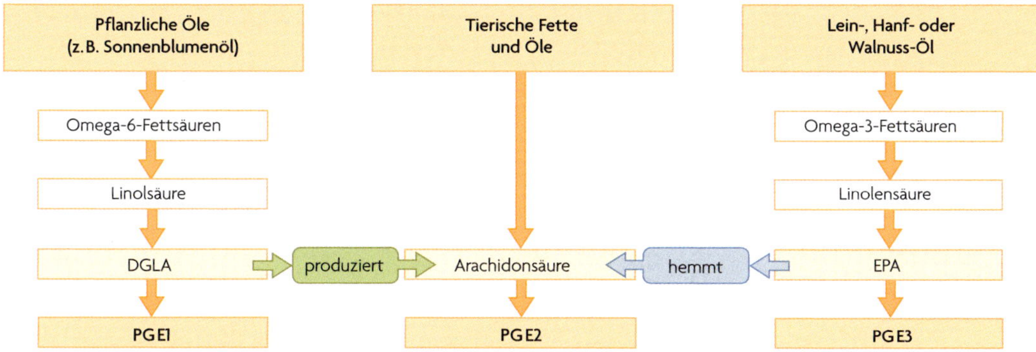

Die Umwandlung von Dihomogammalinolensäure (DGLA) zu Arachidonsäure wird durch Eicosapentaensäure (EPA) gehemmt. Das bedeutet, je mehr PGE3 aus Omega-3-Fettsäuren gebildet wird, desto mehr kann EPA die Menge an entzündungsfördernder Arachidonsäure senken.

Fleisch, Eigelb und auch Fische wie Lachs, Thunfisch und Aal enthalten hohe Konzentrationen von Arachidonsäure, einer Vorstufe von PGE2. Arachidonsäure selbst verursacht Entzündungsreaktionen und kann ebenfalls Gebärmutterkrämpfe auslösen.

Durch die mehrwöchige Diät während der Mayr-Therapie wird die Umstellung der Ernährung eingeübt. In dieser Phase werden die Beschwerden schon sehr viel geringer und es tritt ein allgemeines Wohlbefinden ein, sodass es dann leicht fällt, gewisse Ernährungsprinzipien in der nachfolgenden Zeit beizubehalten.

Aus Arachidonsäure kann der Körper PGE2 bilden. Diese Synthese von PGE2 wird durch so genannte Omega-3-Fettsäuren gehemmt. Daher ist die Zufuhr dieser ungesättigten Fettsäuren von großer Bedeutung. In der Mayr-Therapie werden bestimmte Öle wie Leinöl, Hanföl, Rapsöl und Walnussöl in den täglichen Ernährungsplan einbezogen.

Aus den Omega-3-Fettsäuren wird außerdem die antientzündlich wirkende Linolensäure gebildet. Daher empfiehlt sich auch nach der Therapie ein erhöhter Konsum dieser Fettsäuren. Man kann sie auch in

Form von Fischölkapseln, die es in Apotheken und Reformhäusern zu kaufen gibt, zu sich nehmen.

Den Enzymen auf die Sprünge helfen

Wie Sie bereits erfahren konnten, kann eine Unverträglichkeit von Lebensmitteln, die viel Histamin enthalten, Regelschmerzen verursachen. Da das histaminabbauende Enzym DAO (Diaminooxidase) im Dünndarm gebildet wird, führt ein entzündeter Darm zu einem Abfall der DAO-Konzentration. Auch Gärungsprozesse im Darm verringern die Produktion dieses Enzyms. Folglich führt die Gesundung des entzündeten Darms und die Vermeidung von Gärungsprozessen zu einer Normalisierung der DAO-Produktion. Hier setzt die Moderne Mayr-Therapie an. Durch Schonung des Verdauungsapparats wird die Entzündung geheilt, durch Säuberung die schädlichen Toxine und Alkohole ausgeschleust.

Eine entsprechende Ernährungsumstellung, z.B. der Verzicht auf Rohkost während der Mayr-Therapie und im Anschluss daran die Vermeidung von Obst und Salaten am Abend führt zu einer Reduzierung der Gärungsprozesse, was wiederum zur Normalisierung der DAO beiträgt.

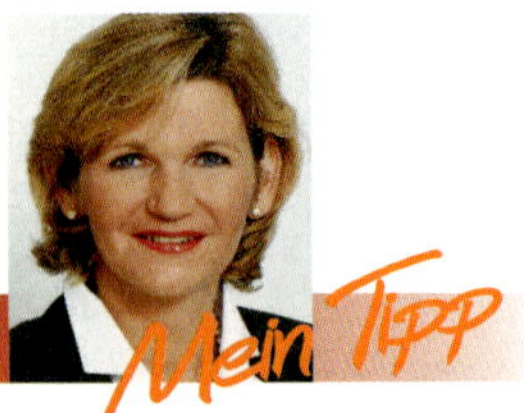

Beginnen Sie 1 Woche vor Ihrer Periode mit der Einnahme von 300–600 mg Magnesium täglich. Nehmen Sie während der Menstruation alle 2 Stunden 100 mg Magnesium.
Während des gesamten Zyklus sind täglich empfehlenswert:
30 mg Zink, 50 mg Vitamin B_6,
300–500 mg Vitamin B_3,
400 IE Vitamin E,
2–3 g Vitamin C.

Wie Sie Ihren Körper unterstützen können

Die Substitution ist ein wichtiges Element der Modernen Mayr Therapie. An erster Stelle sind Vitamin B_6 und Magnesium zu nennen, die außerordentlich krampflösend wirken.

Antientzündlich und somit schmerzreduzierend sind auch die Vitamine E und C sowie Zink. Interessant ist, dass Vitamin B_6 die Produktion der DAO fördert und hohe Vitamin-C-Spiegel im Blut das Histamin senken können. Beide Vitamine wirken also auch sehr gut bei Histaminunverträglichkeit.

Die Gabe von natürlichem, nicht synthetischem Gelbkörperhormon in Form einer Progesteroncreme oder von intravaginalen Progesteronkapseln senkt die Arachidonsäure und somit auch das PGE2.

Als sehr wirkungsvoll haben sind auch Akupunkturbehandlungen erwiesen, wobei 5 bis 10 Behandlungen meist ausreichen.

Scheideninfektionen

Die Vagina ist die Pforte zum Leben eines jeden normal geborenen Menschen und sollte entsprechend positiv gewürdigt werden. Doch in unserer westlichen Kultur ist dieser Bereich eher negativ belastet. Die Vagina wird oft gefühlsmäßig als schmutzig empfunden und ebenfalls die damit verbundenen Ausscheidungen Blut und Ausfluss. Allein die Werbung für desodorierende Intimsprays vermittelt den Eindruck, die Vagina müsse desinfiziert und parfümiert werden.

Diese kulturelle Abwertung findet auch in den deutschen Bezeichnungen „Schamlippen“ und „Scheide“ ihren Ausdruck. Im Gegensatz dazu sprechen die Chinesen vom „Moschuskissen“ und die Inder von „Yoni“, was so viel wie „Heiliger Ort“ bedeutet. Wir Frauen sollten uns nicht von unserem Körper distanzieren, auch nicht vom Vaginalbereich. Distanz und Skepsis sind eher gegenüber Erziehung und Werbung angesagt.

Der Vaginalfluor

Natürlich müssen normale Ausscheidungen von krankhaften unterschieden werden. Der unauffällige Ausfluss (Fluor) ist klar oder weißlich und riecht leicht säuerlich. Er ist das Produkt einer Vielzahl von chemischen und immunbiologischen Prozessen der Vaginalschleimhaut, die der Regeneration und Abwehrstärkung dieser Region dienen. Normaler Ausfluss besteht aus einem Gemisch von Zellen der Vaginalschleimhaut, Sekret der Gebärmutterhalsdrüsen (Zervixdrüsen) und der Bakterienflora.

Der Ausfluss ändert sich mit dem Menstruationszyklus. Während er um die Zeit des Eisprungs stärker und flüssiger wird, erscheint er vor der Periode leicht klumpig.

Seelische Belastungen und Stress können zu vermehrtem Ausfluss führen, da die Zervixdrüsen in solchen Situationen größere Mengen Sekret produzieren.

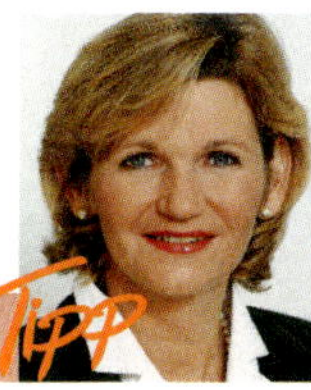

Mein Tipp

Lassen Sie sich doch einfach mal bei Ihrer nächsten gynäkologischen Routineuntersuchung einen Abstrich Ihres Vaginalfluors zeigen. Ein Blick durch das Mikroskop Ihrer Frauenärztin eröffnet neue Perspektiven.

Ein saures Milieu schützt

Das saure Milieu der Vagina ist der normale Schutz gegen Infektionen. Aber was bedeutet das genau?

Durch das weibliche Hormon Östrogen werden die Vaginalzellen ausreichend mit Glykogen, einem Speicherzucker, versorgt. Die im Vaginalmilieu vorkommenden Döderlein-Bakterien wandeln diesen Zucker in Milchsäure um. So entsteht eine saurer pH-Wert. Döderlein-Bakterien allein können jedoch nicht mit Pilzen und schädlichen Bakterien fertig werden. Hierfür wird Stickstoff benötigt, der aber nur bei einem sauren pH-Wert aus Nitraten gebildet werden kann.

Info

Die Vaginalflora ist ein gut funktionierendes Ökosystem, dessen Säuregrad die Vermehrung von infektionsauslösenden Pilzen und Bakterien verhindert.

Im Vaginalmilieu befinden sich natürlich auch viele andere Organismen und der Säuregrad hält die Balance, damit diese Organismen sich nicht so vermehren können, dass sie eine Infektion auslösen.

Ebenfalls verantwortlich für die Immunität der Schleimhäute sind Abwehrstoffe, so genannte Immunglobuline, die ihrerseits durch den Östrogen- und Progesteronspiegel beeinflusst werden. Als Folge des Absinkens dieser Hormone vor der Menstruation verringert sich die Immunität und die Vagina wird anfälliger für Infektionen.

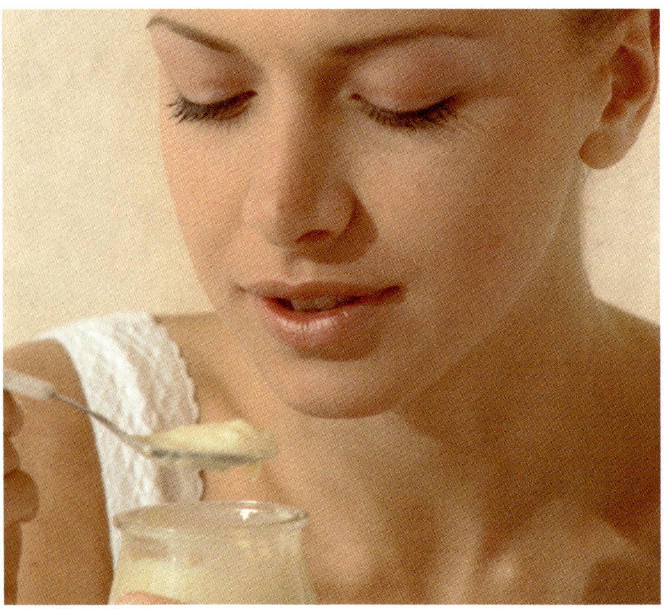

Kompliziert und doch ganz einfach! Die Vaginalflora ist also ein gut funktionierendes Ökosystem, das aber trotzdem durch Störungen aus der Balance gebracht werden kann.

Wenn die natürliche Abwehr versagt

Störungen treten in erster Linie bei einer Änderung des pH-Werts der Vaginalflora auf. Die Menstruation selbst führt zu einer Veränderung des pH-Werts. Bei sehr lange anhaltenden Blutungen oder bei immer wieder auftretenden Zwischenblutungen können sich Pilze und Bakterien vermehren. Aber auch parfümierte Waschlotionen, Intimsprays, stark chlorierte Whirlpools und Schwimmbäder und desodorierte Slipeinlagen mit Plastikfolie können zu Infektionen führen.

Auch intensiver Sex kann als unangenehme Nebenerscheinung eine Reizung der Vaginalschleimhaut hervorrufen, da der pH-Wert der Samenflüssigkeit sehr basisch ist. Da diese Reaktion normal ist, sollte sie nicht überbewertet werden, zumal wir mit Vaginalzäpfchen, die Milchsäurebakterien enthalten, den pH-Wert normalisieren und regenerieren können.

Info

Antibiotikahaltige Medikamente stören die an sich ausgeglichene Vaginal- und Darmflora und können zu chronischen Pilzinfektionen führen.

Die Pilzinfektion der Vagina ist ein für Frauen unangenehmes und belastendes Phänomen. Selten, dass diese einmalig auftritt, häufig entwickelt sich eine immer wiederkehrende Entzündung daraus. Solche chronischen Infektionen können auch psychisch bedingt sein. Bedauerlicherweise ist für manche Frauen die Vaginitis die einzig akzeptierte Möglichkeit, sich dem Sex zu entziehen. Die Ursachen für den Rückzug können sehr unterschiedlich sein: Vielleicht liegt ein Beziehungsproblem zugrunde, vielleicht ist die Einstellung zur Sexualität oder das Verhältnis zum eigenen Körper gestört.

Die lästigen Pilze

Candidahefen, Sprosspilze, die Vaginalentzündungen auslösen, finden sich nicht selten in geringen Mengen ohnehin in der Vaginalflora. Die Ursachen für ihre Vermehrung können unterschiedlicher Natur sein. Zunächst ist die Schwächung des Immunsystems zu nennen, ausgelöst durch Hormonmangel, Stress oder andere Infektionen wie z.B. eine Grippe.

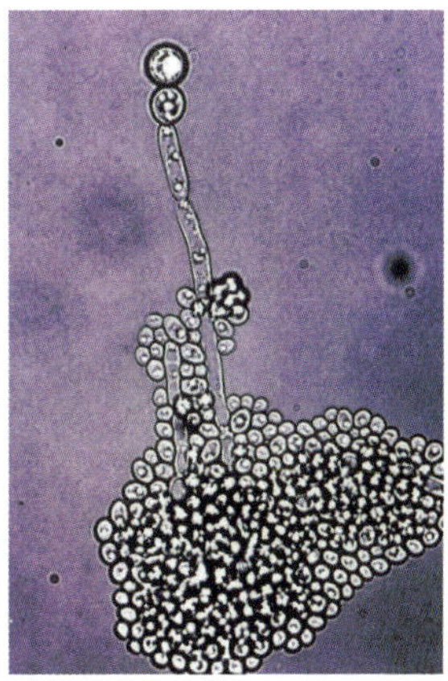

Muss ein Antibiotikum genommen werden, verändert sich die natürliche Vaginal- und Darmflora entscheidend. Durch das Antibiotikum wird eben nicht nur das krankheitserregende Bakterium vernichtet, sondern gleichzeitig sinnvolle Vaginal- und Darmbakterien. Logischerweise können durch die Veränderungen des gesunden Ökobiotops krank machende Hefepilze übermäßig wachsen.

Dabei kann die Vaginalschleimhaut durch eine Überproduktion von Candida im Darm immer wieder infiziert werden. Auf diese Weise wird eine chronische, d.h. immer wiederkehrende Pilzvaginitis verursacht.

Die Zahl der verordneten Antipilzmittel hat sich in den letzten 10 Jahren um 53 % erhöht. Das liegt unter anderem daran, dass Antibiotika oft unkritisch und bereits bei vergleichsweise geringfügigen Erkrankungen verordnet werden. Die Auswirkungen auf Vagina und Darm finden in den wenigsten Fällen Berücksichtigung.

Was hilft?

Bei leichten Infektionen können am Anfang Zäpfchen mit Milchsäurebakterien helfen. Auch Naturjoghurt, der mit einem Tampon in die Scheide eingeführt wird, kann helfen, ebenso eine Spülung mit stark verdünntem Essig. Bei geröteter Schleimhaut hilft homöopathisch Belladonna D_{12}, ebenso Borax D_6 bei Pilzinfektionen.

Info

Bei chronischen Scheideninfektionen sollte eine Therapie umfassender ansetzen und sich nicht mehr auf eine lokale Behandlung mit Zäpfchen oder Salbe beschränken.

Wenn rezeptfreie Mittel innerhalb kurzer Zeit keine Besserung der Symptome bewirken, sollten Sie Ihre Gynäkologin aufsuchen. Sie wird im Vaginalabstrich feststellen, um welche Form der Infektion es sich handelt und dann die entsprechenden Präparate empfehlen. Bei einer bakteriellen Vaginitis ist dies z.B. Metronidazol, bei Pilzinfektionen ein Antipilzmittel wie Clotrimozazol. Anschließend sollten zum Aufbau der normalen Flora Milchsäurebakterien verordnet werden.

Chronische Infektionen durch die Moderne Mayr Medizin behandeln

Eine Pilzinfektion in der Vagina kann wie auch eine Grippe immer mal vorkommen. Sie ist zwar unangenehm, kann aber gut therapiert werden. Problematisch wird es, wenn innerhalb eines Jahres immer wieder Infektionen auftreten und die Hefepilze nicht dauerhaft durch Medikamente zu reduzieren sind. Die Behandlung sollte sich in solchen Fällen nicht mehr auf eine Lokaltherapie beschränken, sondern umfassender werden: Stärkung des Immunsystems, Regeneration der Hormonsysteme und die Normalisierung der Vaginal- und Darmflora müssen jetzt im Vordergrund stehen.

Für diese Anforderungen bietet die Moderne Mayr Medizin ein ideales Konzept.

Der Darm und das Immunsystem

Der Darm, vor allem der Dünndarm, ist ein Immunorgan, denn im Dünndarm produzieren die Peyer'schen Plaques wichtige Immunzellen. Gärungs- und Fäulnisgifte, die bei Fehlfunktionen der Verdauung auftreten, behindern jedoch den Darm, sodass er seine Funktion als Immunorgan nicht mehr ausreichend erfüllen kann. Der Körper wird infolgedessen nicht nur anfälliger für Vaginalinfektionen, ein entzündlicher Darm kann darüber hinaus zu einer allgemeinen Immunschwäche führen.

Die Säuberung des Darms während einer Mayr-Therapie führt zur Ausschwemmung der schädigenden Toxine. Gleichzeitig gewährt die Schonung dem Darm eine Phase der Ruhe. Gut gekaute und somit schon gut vorverdaute Nahrungsmittel, die der Darm mit Leichtigkeit verarbeiten kann, gewähren ihm die wichtige Regenerationszeit. Die während der Mayr-Therapie durchgeführte Bauchbehandlung unterstützt die Entgiftung, da die geübten Hände von Mayr-Arzt oder -Ärztin eine Lymphdrainage der Dünndarmwurzel bewirken. Somit ermöglichen die Mayr'schen Prinzipien Säuberung, Schonung und Schulung des Darms, dass dieser seine normale Funktion, auch die des Immunorgans, wieder vollständig erfüllen kann.

Info

Die Moderne Mayr Therapie führt durch die Regeneration des Darms zu einer Stärkung des Immunsystems. Somit verringert sich die Anfälligkeit für Vaginalinfektionen.

Die Hormondepots auffüllen

Wie schon bereits erwähnt, profitiert das hormonelle System enorm von einer Mayr-Therapie. Die Leber ist ein Zentralorgan beim Umbau der Hormone, aber auch ein wichtiges Entgiftungsorgan. Darmtoxine fluten hier in großen Mengen an und beanspruchen die Leber außerordentlich stark. Da die Mayr-Therapie zu einer Entgiftung führt, kann die Leber nach der Kur ihre Funktionsfähigkeit wieder voll und ganz dem hormonellen System zur Verfügung stellen.

Chronische Vaginalinfekte sind meist mit einem Mangel an Progesteron und Östrogen verbunden. Diese erschöpften Hormondepots werden durch die Entgiftung der Leber und die Regenerationselemente der Mayr-Therapie wieder aufgefüllt. Die Mayr-Therapie führt nicht allein zur Regeneration des Darms, sondern auch zur Erholung des gesamten Stoffwechsels und des hormonellen Systems.

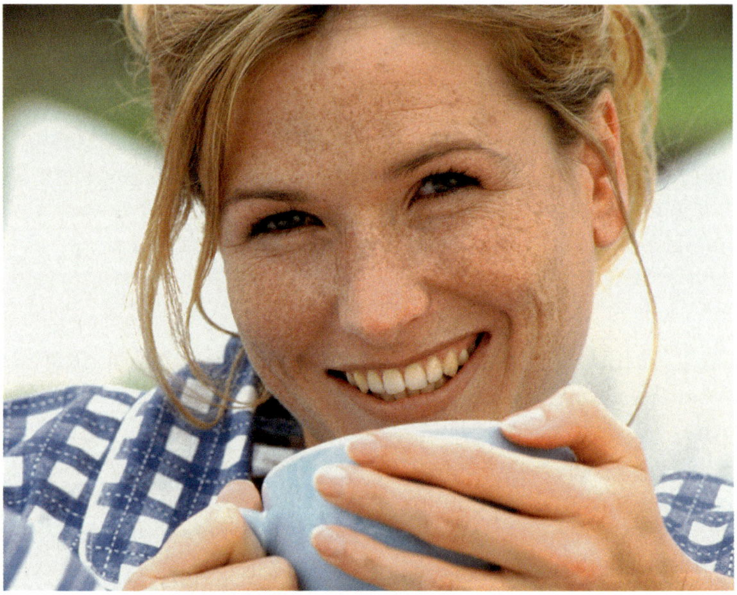

Dem Körper helfen, sich selbst zu helfen

Der wohl wichtigste Heilungsprozess liegt in der Normalisierung der Darm- und Vaginalflora. Durch die gezielte Antipilz-Behandlung des Darms wird der Ursprungsort der immer wieder auftretenden Vaginalinfektionen therapiert.

Info

Bei Candidabelastungen des Darms wird durch eine gezielte Antipilz-Therapie der Ursprungsort der chronischen Vaginalinfektionen behandelt.

Das Wachstum der Hefepilze wird durch spezielle Medikamente und eine Diät mit ausgewählten Nahrungsmitteln vermindert. Der Rückgang der Candidapilze, die selbst durch ihren Stoffwechsel störende Toxine bilden, führt dann zu einer Normalisierung der Bakterienflora.

Natürlich sollten im Anschluss an eine Mayr-Therapie Darmbakterien in Form von Kapseln oder Pulver eingenommen werden, um die Ausgewogenheit des Bakterienhaushalts zu unterstützen. Eine Normalisierung der Darmflora führt rückwirkend wiederum zu einer Verbesserung des Immunsystems.

Die Mayr-Therapie leistet somit sowohl eine umfassende ganzheitliche Behandlung der chronischen Vaginalinfektion, hat aber darüber hinaus auch eine heilende und ausgleichende Wirkung auf andere Körpersysteme.

Libidoverlust

Sexualität und Erotik sind eine das Leben erfüllende Kraft, sie schenken uns Vitalität, Lebensfreude und erhalten unsere Gesundheit. Ein erfülltes Liebesleben lässt uns zufriedener und ausgeglichener sein.

Leider haben viele Frauen Probleme mit ihrer Körperlichkeit und Sinnlichkeit. Sie haben Schwierigkeiten, Lust zu genießen, die Kontrolle abzugeben und sich fallen zu lassen. Dies hat vor allem kulturelle Gründe, die sich unter anderem in einer sexualfeindlichen Erziehung in der Kindheit von Frauen manifestieren. Insbesondere die Lehren der christlichen Kirchen bewerten jede Form der Sexualität, die nicht der Fortpflanzung dient, als negativ und verurteilen Frauen, die ein lustvolles Liebesleben mit ihrem Partner führen und dabei nicht schwanger werden möchten. Diese Moralvorstellungen sind durch die Sozialisation bei vielen Frauen tief verwurzelt, auch wenn es nach außen nicht den Anschein haben mag.

Libidostörungen treten in jedem Alter auf, auch bei jungen Frauen. Die Ursachen sind unterschiedlich und müssen in einem ausführlichen Gespräch zwischen Patientin und Ärztin oder Arzt erkannt werden. Hormonelle Veränderungen, Erschöpfung, sexualfeindliche Erziehung in der Kindheit und Partnerschaftsprobleme werden am häufigsten festgestellt.

Info

Die Ursachen für Libidostörungen sind unterschiedlich. Am häufigsten werden Partnerschaftsprobleme, hormonelle Veränderungen und Erschöpfung festgestellt.

Wenn Sexualität den Reiz verliert

Wenn junge Frauen über plötzlichen Libidoverlust klagen und Partnerschaftsprobleme ausgeschlossen werden können, ist meist die Pille schuld daran. Die Antibabypille unterdrückt die Hormonproduktion in den Eierstöcken und damit auch den Eisprung. Aufgrund dieser Situation würden Frauen einen schweren Mangel an weiblichen Hormonen erleiden, wenn nicht Östrogen und Gelbkörperhormon durch die Pille selbst wieder zugeführt würden. Die Eierstöcke produzieren jedoch noch ein weiteres Hormon – Testosteron. Dessen Ausschüttung wird ebenfalls durch die Pille unterdrückt, aber nicht durch sie ersetzt. Testosteron ist nicht nur bei Männern, sondern auch bei Frauen für die

Libido verantwortlich, ein Mangel kann somit zum sexuellen Desinteresse führen.

Bei Akne und Haarausfall werden gerne Pillen verordnet, deren Gelbkörperhormone antiandrogen wirken, das heißt, zusätzlich noch männliche Hormone blockieren. Hier kann der Libidoverlust besonders ausgeprägt sein, es können sich sogar depressive Stimmungen einstellen, da Testosteron auch unsere Power und Lebensfreude steigert. In diesen Fällen gibt es keine andere Lösung, als die Pille abzusetzen und durch alternative Empfängnisverhütung zu ersetzen.

Vaginismus

Info

Wenn Schmerzen beim Geschlechtsverkehr auftreten, müssen zunächst organische Ursachen ausgeschlossen werden.

Einige junge Frauen verlieren die Lust am Liebesleben, da ihnen der Geschlechtsverkehr starke Schmerzen bereitet. Zunächst müssen Erkrankungen wie zum Beispiel Zysten oder Endometriose, eine Versprengung von Gebärmutterschleimhaut im Bauchraum, ausgeschlossen werden. Finden sich keine organischen Ursachen, werden die Schmerzen in den meisten Fällen durch eine überhöhte Anspannung des Beckenbodenmuskels, der die Vagina umschließt, erzeugt.

Diese Frauen sind oft sehr verzweifelt, da schon allein das Eindringen des Penis als so unangenehm erlebt wird, dass ein liebevoller Geschlechtsverkehr unmöglich wird. Aus Angst vor Schmerzen wird der Geschlechtsverkehr gemieden, was zwangsläufig zu Spannungen in der Partnerschaft, wenn nicht zu deren Ende führt.

Frauen mit diesen Beschwerden kann sehr gut geholfen werden, indem die Ärztin ihnen ein Bewusstsein für ihre Beckenbodenmuskulatur vermittelt. Wichtig ist hierbei der PC-Muskel, der Musculus pubococcygeus. Er umschließt Harnröhre, Vagina und Anus in Form einer Acht. Die meisten Frauen nehmen diesen Muskel erst wahr, wenn es zu Störungen wie Blasenschwäche kommt, dabei spielt er eine entscheidende Rolle für die Empfindungsfähigkeit der Sexualorgane.

Durch ein regelmäßiges PC-Muskeltraining können Sie Ihre sexuellen Empfindungen und Ihre Orgasmusfähigkeit deutlich steigern. Frauen mit gestärktem Beckenboden haben seltener Gebärmuttergeschwülste (Myome) oder leiden unter Harninkontinenz, dafür haben sie ein befriedigenderes Sexualleben.

Sie finden ihren PC-Muskel, indem Sie beim Wasserlassen den Urinstrahl anhalten und wieder loslassen. Den Muskel, den Sie dafür anspannen und loslassen ist der PC-Muskel. Die Funktion dieses Muskels spüren Sie auch, wenn Sie zwei Finger in die Scheide einführen, den PC-Muskel anspannen und dieser die Finger umschließt.

Frauen, die das Eindringen des Penis als schmerzhaft empfinden, spannen genau diesen Muskel zu sehr an. Sie müssen lernen, zwischen Anspannung und Entspannung zu unterscheiden. Dazu sind zunächst gezielte Beckenbodenübungen, evtl. auch unter fachlicher Anleitung einer erfahrenen Physiotherapeutin, erforderlich (siehe auch Seite 126–127). Erst wenn eine Frau spürt, wie sie ihren PC-Muskel entspannen kann, sollte sie vorsichtig mit ihrem Partner üben. Ohne Schmerzen wird sich eine gesunde Libido schnell wieder einstellen.

Wenn alles zu viel wird

Körperliche und seelische Erschöpfung ist eine der häufigsten Ursachen für Libidoverlust. Untersuchungen an Männern aller Altersgruppen haben ergeben, dass der Testosteronspiegel bei täglichem negativen beruflichen Stress ausgesprochen niedrig lag.

Das lässt sich auch auf Frauen übertragen, deren Libido nicht unwesentlich vom Testosteron abhängig ist. Nichts tötet die Lust an der Liebe schneller als ein anstrengender Arbeitstag, sei es in der Familie oder im Büro. Müdigkeit und Alltagsleben lassen einen abends erschöpft auf das Sofa sinken, oft ist dann schon die verbale Kommunikation zu anstrengend.

Info

Ein anstrengender, zermürbender Alltag beeinträchtigt oft die Lust an der Liebe. Ursache ist sehr häufig eine Erschöpfung, die ihrerseits zu einem Hormondefizit führt.

Durch die Nebennierenrindenerschöpfung fehlt Frauen zusätzlich das androgen wirkende DHEA, eine Vorstufe von Testosteron (siehe Seite 140–142). Zur Erschöpfungssymptomatik kommt somit noch das hormonelle „Burn-out".

Die Schulmedizin hat keine Lösungen anzubieten, außer dass sie zum Stressabbau rät, was natürlich sinnvoll, aber z.B. für eine berufstätige Mutter von zwei Kindern kurzfristig nicht immer machbar ist.

Langfristig effektiver ist die Durchführung einer Mayr-Therapie mit entsprechenden begleitenden Maßnahmen.

Liebe in den Wechseljahren

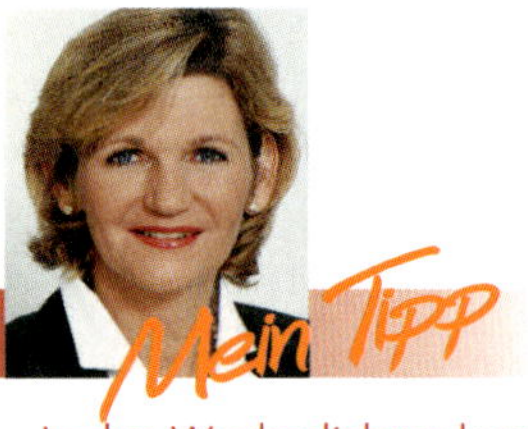

In den Wechseljahren kann die nachlassende Östrogenproduktion zu einer unangenehmen Vaginaltrockenheit führen. Die vaginale Gabe von Östrioltabletten, Zäpfchen oder Cremes führt zu einer raschen Besserung.

Keine Studie hat bisher nachweisen können, dass das sexuelle Verlangen in den Wechseljahren nachlässt. Sexuelle Aktivitäten sind beim Menschen nicht an die Fähigkeit zur Fortpflanzung gekoppelt. Im Gegenteil, ohne Angst vor ungewollter Schwangerschaft lässt sich die Liebe noch mehr genießen.

Manche Frauen bemerken mit Beginn des Klimakteriums jedoch tatsächlich einen Rückgang ihrer Libido. Auch hier kann es sich um eine Erschöpfung der Lebenskraft handeln, die nun in der Lebensmitte deutlich wird. Ein weiterer Grund ist auch das Abfallen von Testosteron und DHEA. Des Weiteren leben manche Frauen in den Wechseljahren in langjährigen unbefriedigenden konfliktbeladenen Ehen, sodass deswegen das sexuelle Interesse nachlässt. Hinzu kommt in einigen Fällen eine Gewichtszunahme, unter der das Selbstwertgefühl der Frau leidet und sie sich nun nicht mehr attraktiv und begehrenswert fühlt.

Eine Nebennierenrinden-Erschöpfung kann, wie im Kapitel Wechseljahre beschrieben (siehe Seite 140–142), durch eine niedrige Gabe von DHEA, 5 bis 25 mg überbrückt werden. Auch geringe Dosierungen von Testosteroncreme sind zur Verstärkung des sexuellen Verlangens möglich. Bei einigen Frauen ist die Substitution mit einem naturidentischen Östrogen schon ausreichend. Hier sollte wie schon gesagt immer individuell nach genauer Diagnostik und Hormonstatus vorgegangen werden.

Sehr belastend kann die durch Östrogenmangel hervorgerufene Trockenheit der Vaginalschleimhäute sein, die beim Geschlechtsverkehr Schmerzen bereitet. Durch das fehlende Östrogen werden die Schleimhäute dünner und empfindlicher, ähnlich wie bei der Gesichtshaut. Aber hier kann wirklich unkompliziert geholfen werden. So wie unsere Haut regelmäßiger Pflege durch Feuchtigkeitscremes bedarf, benötigen auch die Schleimhäute der Vagina eine regelmäßige Pflege. Sinnvoll ist die Behandlung mit Östriolsalbe oder -tabletten, die vaginal eingesetzt werden. Da Östriol nur lokal wirkt und nicht auf den gesamten Organismus, besteht keine Brustkrebsgefahr.

Wie die Moderne Mayr Medizin bei Libidostörungen helfen kann

Die Mayr-Medizin kann natürlich keine Partnerschaftsprobleme lösen. Trotzdem dient die Zeit der Schonung auch der Regeneration des seelischen Gleichgewichts. Vielleicht werden während der Therapie Ursachen für Störungen deutlicher, vielleicht wird endlich das Gespräch mit dem Partner gesucht, vielleicht wächst auch die schmerzliche Erkenntnis, sich aus einer unbefriedigenden Beziehung lösen zu müssen.

In erster Linie hilft die Mayr-Medizin die Nebennierenrindenerschöpfung zu überwinden. Die Schonung des Organismus führt zur Regeneration der hormonellen Systeme. Dabei ist es nicht selten der Fall, dass das sexuelle Verlangen während einer Therapie völlig verschwindet, was oft zu Irritationen führt. Der Körper schaltet sozusagen auf Sparflamme, um Energie zu sammeln. Der Cortisolspiegel normalisiert sich und die Produktion von DHEA und Testosteron wird weiter angekurbelt. Die Substitution von Mineralien und Vitaminen steigert die verloren geglaubte Lebenskraft.

Eine vermehrte Ausschüttung von Serotonin, dem Glückshormon, führt zu allgemeinem Wohlbefinden und Lebensfreude, Haltung und Ausstrahlung profitieren sehr von der Entgiftung und Entsäuerung.

Der Bauch wird flacher, die Pfunde purzeln, all das lässt uns zufriedener werden.

Die Summe all dieser positiven Entwicklungen führen am Ende einer Mayr-Therapie zu einer wiedergewonnenen Vitalität, die sich auch in der Steigerung der Libido widerspiegelt.

Info

Die Moderne Mayr Therapie führt in erster Linie zu einer Regeneration der hormonellen Systeme und somit zur Überwindung der Erschöpfung. Entgiftung und Entsäuerung steigern unser Wohlbefinden und unsere Vitalität, was sich auch positiv auf die Libido auswirkt.

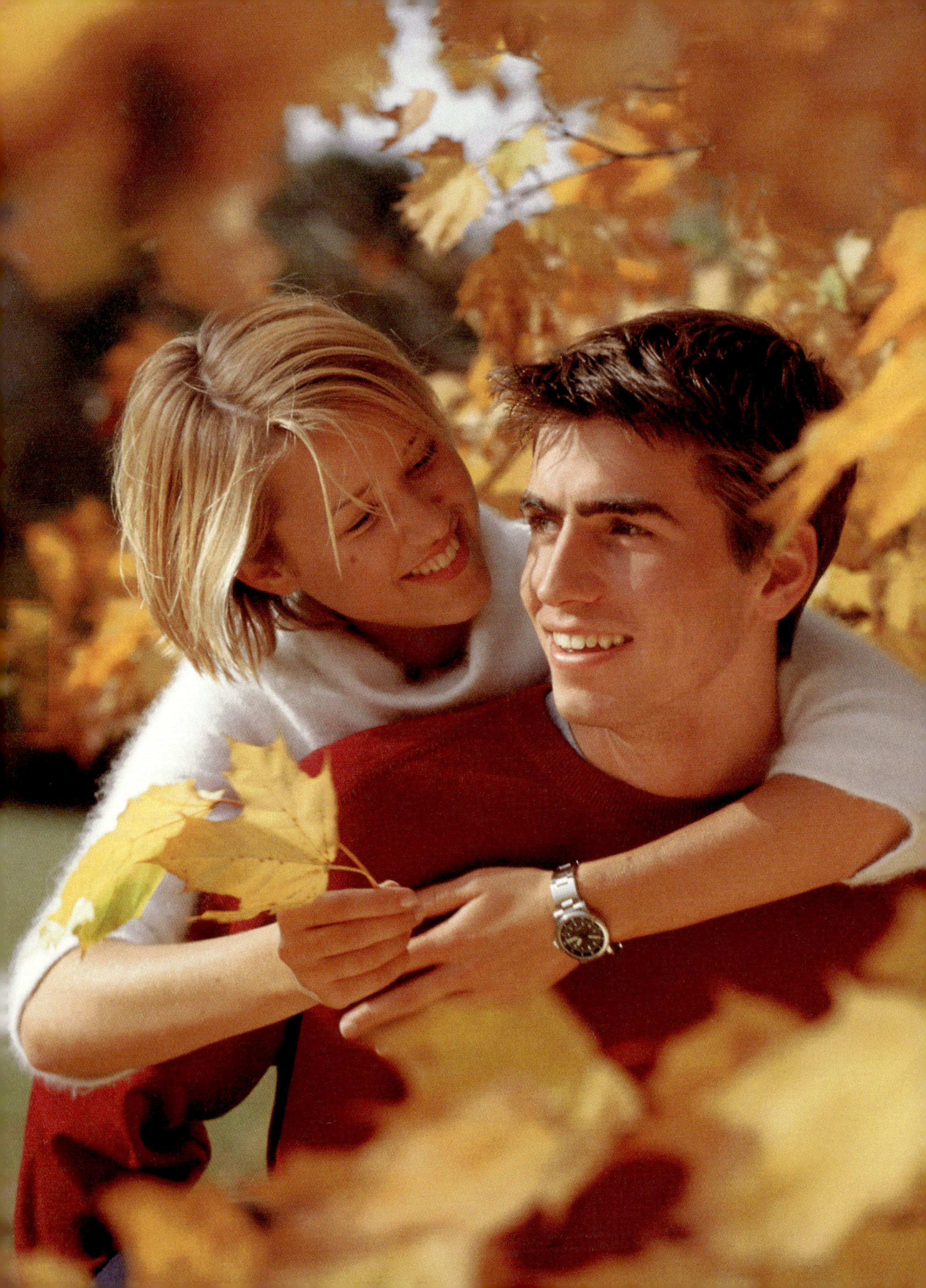

Ungewollte Kinderlosigkeit

Die Gründe für eine ungewollte Kinderlosigkeit sind vielfältig, da die Fortpflanzung ein sehr komplexer und leicht beeinflussbarer Faktor ist. Einerseits kann es sich um hormonelle und organische Probleme handeln. Anderseits sind aber Lebensstil, Umweltbelastungen und Schadstoffeinflüsse sowie psychische Faktoren ebenso ausschlaggebend.

Info

Es gibt viele Gründe für eine ungewollte Kinderlosigkeit. Man kann zwischen veränderbaren und den viel seltener vorkommenden unveränderbaren Ursachen unterscheiden. In jedem Fall sollten sich beide Partner beraten und untersuchen lassen.

99 Gründe, die eine Schwangerschaft verhindern

In Deutschland sind etwa 20 % der Paare ungewollt kinderlos, das heißt, rund 2 Millionen Paare wünschen sich sehnlichst ein Kind, bekommen aber keins. Die Ursachen liegen in 40 % der Fälle bei Mann oder Frau und in 20 % bei beiden.

Von ungewollter Kinderlosigkeit bzw. Unfruchtbarkeit spricht man, wenn sich der Wunsch nach einem Kind trotz regelmäßigen ungeschützten sexuellen Verkehrs an den fruchtbaren Tagen einer Frau über zwei Jahre hinweg nicht erfüllt. In 20 % der ungewollten Kinderlosigkeit ist überhaupt keine Ursache zu finden.

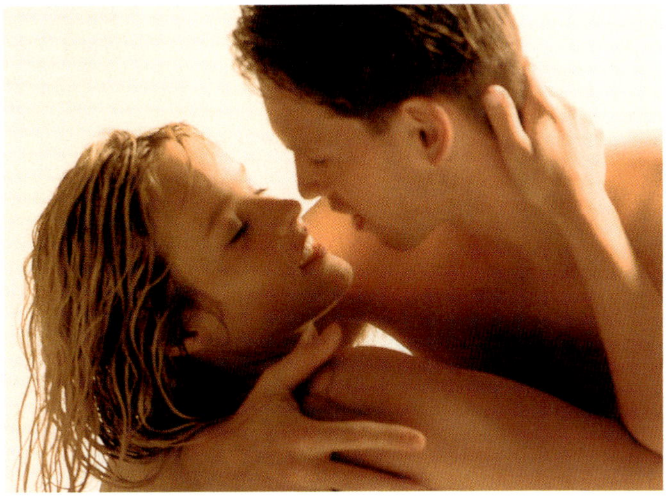

Dies wird dann als „idiopathische Sterilität" bezeichnet, was aber mehr eine Verlegenheitsdiagnose bedeutet, da in solchen Fällen die Schulmedizin keinen Rat weiß.

Das Ei erreicht die Gebärmutter nicht

Als Folge von Entzündungen können die Eileiter sich so verändern, dass der Weg der Eizelle behin-

Die Verklebung der Eileiter kann das Zusammentreffen von Spermien und Ei, also die Befruchtung, verhindern.

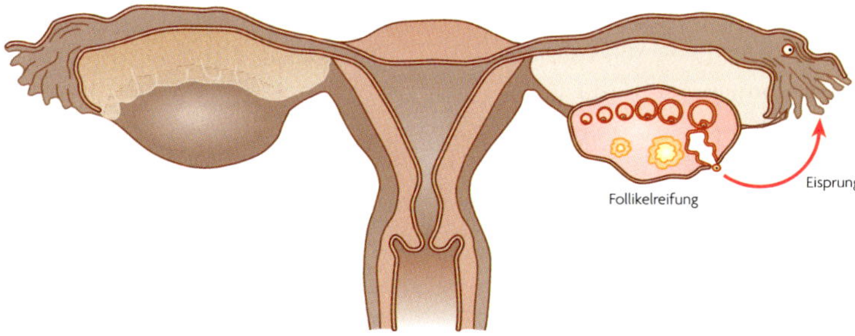

dert wird. Entweder transportieren die Flimmerhärchen des Eileiters das Ei nicht weiter oder der Eileiter ist komplett verklebt. Dies kann durch eine Bauchspiegelung oder durch eine spezielle Ultraschalluntersuchung mit Kontrastmittel festgestellt werden.

Die Gebärmutterschleimhaut an der falschen Stelle

In zunehmendem Maß erkranken Frauen an der so genannten Endometriose. Das bedeutet, dass sich die Gebärmutterschleimhaut, die normalerweise nur in der Gebärmutter zu finden ist und dort alle vier Wochen abblutet, auch an anderen Stellen im Bauchraum angesiedelt hat, z.B. an den Eierstöcken, den Eileitern, an Darm oder Blase. Auch diese Erkrankung kann nur durch eine Bauchspiegelung erkannt werden.

Info

In Deutschland leiden 2 Millionen Frauen unter 50 Jahren unter Endometriose. Diese Erkrankung ist häufig mit Unfruchtbarkeit verbunden.

Oft wissen Frauen gar nicht, dass sie eine Endometriose haben, da die Symptome sich manchmal nur als leichte Regelschmerzen bemerkbar machen.

Die ausgeprägte Endometriose ist allerdings eine sehr schmerzhafte Erkrankung, bei der jedes Mal während der Menstruation starke Unterbauchschmerzen, Übelkeit, Durchfall oder auch Ischiasbeschwerden auftreten, da die Wucherungen außerhalb der Gebärmutter ebenfalls mitbluten.

Myome können ein Hindernis sein

Fast die Hälfte aller Frauen zwischen 30 und 40 Jahren entwickeln kleine Myome. Das sind gutartige Muskelknoten in der Gebärmutter. Da diese Veränderungen oft keine Beschwerden machen, wissen viele Frauen gar nicht, dass sie Myome haben. Diese werden oft bei Routineuntersuchungen im Ultraschall entdeckt. 50 % aller Frauen mit Myomen haben eine völlig normale Schwangerschaft. In den anderen Fällen wird die Einnistung der befruchteten Eizelle behindert oder es kommt zu einer Fehlgeburt.

Das Hormon-Orchester spielt falsch

Das hormonelle System ist kompliziert und sehr empfindlich. Es lässt sich mit einem Orchester vergleichen, das harmonisch zusammenspielen muss. Spielt ein Spieler falsch oder fällt er gar aus, verändert sich die musikalische Leistung des ganzen Ensembles.

Bei der Frau gibt es verschiedene Hormonbildungs- und Steuerzentren. Wenn z.B. die Hirnanhangsdrüse zu wenig follikelstimulierendes und luteinisierendes Hormon (LH und FSH) bildet, findet im Eierstock keine Eireifung oder kein Eisprung statt. Es ist auch möglich, dass von der Hirnanhangsdrüse zu viel Prolaktin, eigentlich ein Hormon zur Förderung der Milchbildung in der Stillzeit, gebildet wird. Infolge des erhöhten Prolaktinspiegels wird ebenfalls der Eisprung verhindert.

Info

Hormonelle Störungen sind die häufigste Ursache für ungewollte Kinderlosigkeit. Hormone der Hirnanhangsdrüse, der Eierstöcke, aber auch der Schilddrüse können zu viel oder zu wenig produziert werden.

Aber auch Probleme mit der Schilddrüse können einen normalen Zyklus und somit eine Schwangerschaft unmöglich machen, unter anderem kann dafür eine ungenügende Jod- oder Selenzufuhr verantwortlich sein. Der hormonelle Regelkreis der Frau wird aber auch durch zu viel männliches Androgen aus Nebennierenrinde und Eierstock gestört, was öfter bei übergewichtigen Frauen vorkommt. Da die Eizelle zwar heranreift, es aber nicht zum Eisprung kommt, bilden sich im Eierstock immer mehr Zysten. Dies nennt man in der Medizin „polyzystisches Ovarialsyndrom“ oder kurz PCO.

Hormonelle Probleme haben vielfältige Ursachen: negativer Stress, Umweltbelastungen und Mangel an Vitaminen und Mineralien haben massive Auswirkungen. Das bedeutet wiederum, dass Frauen durch eine Änderung ihres Lebensstils, durch Entgiftung, durch eine Darmsanierung, durch gesunde Ernährung und durch die Zufuhr wichtiger Mineralien selbst Einfluss auf die Normalisierung ihres Zyklus nehmen können.

Allergie gegen Spermien

Wenn eine Störung im Immunsystem vorliegt, kann die Frau Antikörper gegen Spermien entwickeln. Es handelt sich dabei um eine allergische Reaktion ähnlich wie bei Heuschnupfen oder Asthma. Der Gebärmutterschleim produziert dann Abwehrstoffe, die die Spermien bewegungsunfähig machen. Diese Allergie kann sich auf Sperma allgemein beziehen oder möglicherweise auf das Sperma des Partners. Eine Ursache dafür ist zurzeit nicht bekannt.

Zweifelhafte Genüsse

Jede Frau, jeder Mann weiß es, aber viele hören es nicht gern: Kaffee, Zigaretten und Alkohol schaden der Gesundheit und beeinträchtigen somit auch die Fruchtbarkeit.

Der Rauch einer Zigarette enthält um die 2000 Schadstoffe, z.B. Arsen, Dioxin und Blausäure, die sich vor allem im Fettgewebe, im Gehirn und in der Nebenniere anreichern und damit die hormonelle Regulation stören können. In der Gebärmutterschleimhaut von Raucherinnen lassen sich 10- bis 20fach höhere Schadstoffkonzentrationen messen, welche die Eizelleneinnistung verhindern können.

Info

In mehreren Studien konnte nachgewiesen werde, dass Genussgifte wie Nikotin, Alkohol und Kaffee die Fruchtbarkeit einschränken.

Statistisch gesehen trinkt jeder Erwachsene 36,7 g reinen Alkohol pro Tag. Wissenschaftler halten aber nur 20 g täglich für unschädlich. Dies entspricht einem Glas Wein. Werden regelmäßig größere Mengen getrunken, kann es zu hormonellen Störungen kommen. Untersuchungen der Heidelberger Frauenklinik an Männern, die täglich mehr als 20 g Alkohol tranken, ergaben höhere Östrogenwerte im Blut.

Eine weitere Studie zeigte, dass Frauen, die mehr als eine Tasse Kaffee pro Tag zu sich nahmen, eine 50 % geringere Chance hatten, im nächsten Zyklus schwanger zu werden, als Frauen, die keinen Kaffee tranken.

Die Kombination mehrerer Genussgifte, z.B. Kaffee und Nikotin, verstärkt die schädigende Wirkung um ein Vielfaches.

Umweltgifte machen unfruchtbar

Inzwischen gibt es den Begriff der Umweltunfruchtbarkeit bzw. der umweltbedingten Sterilität. Zu den fruchtbarkeitsschädigenden Stoffen zählen vor allem Schwermetalle, Pflanzen- und Holzschutzmittel. Wir nehmen diese Stoffe auf und sie werden in fetthaltigem Gewebe, vor allem in Gehirn, Niere und Leber, gespeichert. Die Einlagerungen in Gehirn und Nebennieren haben zur Folge, dass die hormonelle Regulation gestört wird. Schadstoffe wirken aber natürlich auch auf die Eizelle selbst und können ihre Weiterentwicklung verhindern.

Am Beispiel Amalgam, das zu einem Teil aus elementarem Quecksilber besteht, lassen sich die Folgen verdeutlichen. Das aus den Amalgamplomben der Zähne freigesetzte Quecksilber gelangt sowohl ins Blut als auch ins Gehirn. Hier führt es in der hormonproduzierenden Hirnanhangdrüse (Hypophyse) zu Störungen der hormonellen Regulation.

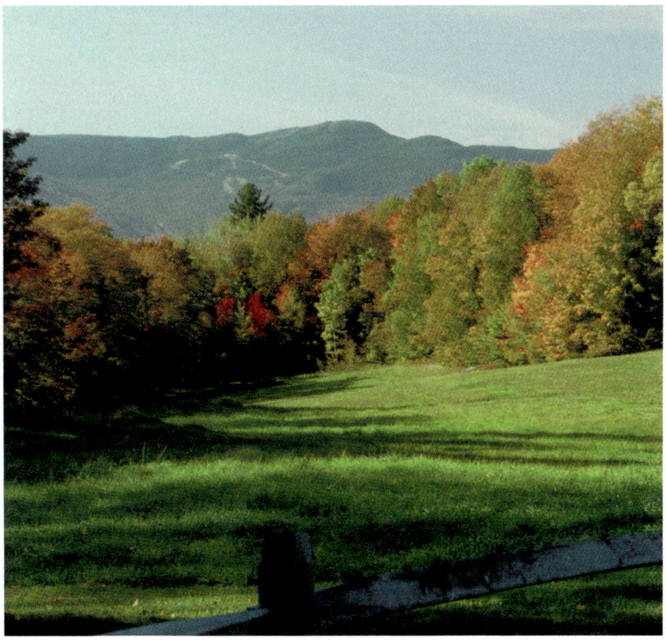

Durch den zwangsläufigen Zahnabrieb gelangt Quecksilber auch in den Darm, wo es zu einer Störung der Flora, einer so genannten Dysbiose, kommen kann. Dies wiederum kann eine Veränderung des Immunsystems mit entsprechenden Konsequenzen zur Folge haben.

Sicher hängt es von der jeweiligen individuellen Disposition ab, ob der Körper Quecksilber selbst entgiften kann oder ob die Fruchtbarkeit eingeschränkt wird. Aber auch hier haben Studien der Universitätsklinik Heidelberg gezeigt, dass hormonelle Störungen mit einer Quecksilberbelastung zusammenhängen können.

Wenn Stress den Körper stresst

Zum Schwangerwerden bedarf es mehr als einer optimalen körperlichen Konstitution. Schwangerschaft ist das Ergebnis des Zusammenspiels von Körper, Geist und Seele. Unfruchtbarkeit wird daher auch

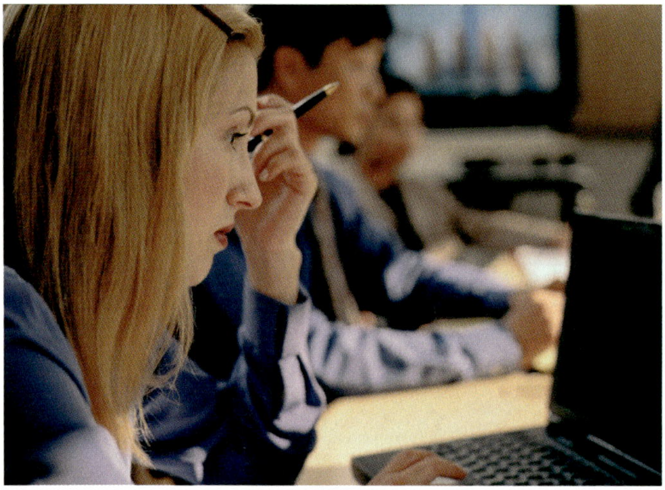

von psychosozialen Faktoren beeinflusst. Solche Ursachen lassen sich jedoch nur sehr schwer benennen und messen, sie sind weder im Mikroskop noch im Ultraschall zu erkennen.

Entsprechend der Stressregulation nach Prof. Dr. Hans Selye (siehe Seite 36–37) wissen wir aber, dass eine dauerhafte, erhöhte Adaptation des Körpers an schädigenden Stress, so genannter „Dis-Stress", nach einer bestimmten, individuell unterschiedlichen Zeit zur Erschöpfung führen kann. Beim „Dis-Stress" werden Nervensystem, Immun- und Hormonsystem dauerhaft angekurbelt und somit schließlich geschädigt. „Dis-Stress" kann z.B. durch eine zu starke Belastung am Arbeitsplatz, eine problembelastete Partnerschaft oder auch durch den Druck, endlich ein Kind haben zu wollen, ausgelöst werden.

Wenn sich Körper und Psyche nicht mehr im Gleichgewicht befinden, muss nach Wegen gesucht werden, diese Form der Erschöpfung zu überwinden.

Grenzen der Schulmedizin

Wie Sie aus den vorangegangenen Ausführungen erkennen können, sind die Gründe für eine ungewollte Kinderlosigkeit sehr vielfältig. Nur die eindeutig zu diagnostizierende Verklebung der Eileiter sowie das Fehlen von Eierstöcken und Gebärmutter sind als unveränderbare Ursachen für eine Sterilität nachvollziehbar. Diese Diagnosen sind eindeutig.

Ungewollte Kinderlosigkeit ist daher in den meisten Fällen kein endgültiges Faktum. Man sollte besser von „eingeschränkter Fruchtbarkeit" sprechen, da dieser Zustand beeinflussbar ist. In jedem „gesunden" Frauenleben kann es unbemerkt zu einer zeitweiligen Unfruchtbarkeit kommen. Körperliche und seelische Belastungen bringen dann die hormonelle Balance aus dem Gleichgewicht, dem Körper fehlt die Bereitschaft und die Energie für eine Schwangerschaft.

Unfruchtbarkeit und Fruchtbarkeit sind also dynamische, fließende, aber keineswegs statische Zustände. Es kommt immer wieder vor, dass sich Frauen nach jahrelanger medizinischer Sterilitätsbehandlung mit der Kinderlosigkeit abfinden und dann plötzlich ohne jede Maßnahme schwanger werden.

In der heutigen schulmedizinischen Sterilitätsdiagnostik werden Ursachen der Unfruchtbarkeit viel zu sehr auf medizinisch erfassbare Befunde fokussiert. Dass immer mehr Sterilitätsursachen gefunden werden, stellt keine Erleichterung für die betroffenen Paare dar, sind die medizinischen Befunde doch nur bedingt aussagefähig. Es ist nicht eindeutig nachweisbar, ob bzw. inwieweit ein medizinischer Befund wirklich der Grund für eine Kinderlosigkeit ist. Das kann man unter anderem daran erkennen, dass die dann angestrebten und durchgeführten Therapien nur bedingt zum Erfolg führen. Je nach Quelle schwanken die positiven Resultate zwischen 10 und 20 %.

Info

Die Schulmedizin stößt bei der Sterilitätsbehandlung deshalb an ihre Grenzen, weil sie die Unfruchtbarkeit auf ein medizinisches Problem reduziert, welches sie mit technischen Mitteln zu lösen versucht.

Zwischen Hoffnung und Verzweiflung

Ein weiteres Problem in der Sterilitätsbehandlung stellt die Verantwortung dar. Unfruchtbarkeit wird heute zu einem medizinischen Problem gemacht, das sich allein durch medizinisch-technische Mittel lösen lassen soll. Dabei gibt das betroffene Paar die Verantwortung an die behandelnden Ärzte oder Ärztinnen ab. Sie begeben sich in eine vollständige Abhängigkeit und haben nur noch geringen Einfluss auf den Verlauf. Eine Schwangerschaft scheint plötzlich technisch machbar, quasi ohne eigenes Zutun.

Die Frau schluckt Tabletten, lässt sich Spritzen geben, ihr werden im Rahmen einer Operation reife Eizellen entnommen und später befruchtete Zellen wieder in die Gebärmutter eingesetzt. Bei Nichtgelingen werden immer wieder neue Methoden vorgeschlagen und ausprobiert. Leider führen diese technisch orientierten Lösungen nur bei ca. 20 % der Frauen zum Erfolg.

Zusätzlich geraten die Paare unter Leistungsdruck, die Körper werden unter Hochspannung gesetzt. Alle zugeführten Hormone in Form von Tabletten und Spritzen sind hoch dosiert und haben entsprechende Nebenwirkungen, z.B. große Zysten an den Eierstöcken. Das ist keine gute Voraussetzung, um entstehendem Leben ein Nest zu bereiten.

Trotz dieser Entmündigung machen Frauen sich anschließend für das Versagen der Methode selbst verantwortlich, wodurch die Schuldgefühle noch größer werden. Tatsache ist, dass in der Sterilitätsbehandlung nur ein schmaler Grat zwischen Hoffnung und Enttäuschung liegt. Viele Paare sind nach der schulmedizinischen Behandlung frustriert. Sie haben einen langen Leidensweg hinter sich, wenden sich schließlich resigniert ab und suchen nach alternativen Möglichkeiten.

Info

Paare, die sich zu einer schulmedizinischen Sterilitätsbehandlung entschließen, sollten sich gleichzeitig psychologisch betreuen lassen, um mögliche Enttäuschungen besser verarbeiten zu können.

99 Gründe, warum eine Mayr-Therapie zur Schwangerschaft führen kann

Die Moderne Mayr Medizin sieht den Menschen als Ganzes und konzentriert sich nicht auf ein Organ oder eine bestimmte Störung. Sie hat nicht nur die Beseitigung von Krankheitsbildern zum Ziel, sondern die Verbesserung von Gesundheit und Wohlbefinden insgesamt.

Auch wird die Verantwortung nicht an einen Arzt oder eine Ärztin abgegeben, die Therapie ist vielmehr eine Hilfe zur Selbsthilfe. Der Mayr-Arzt unterstützt, berät und begleitet, die Therapieleistung selbst aber wird vom Patienten erbracht. Dadurch werden Schuldgefühle genommen und das Selbstwertgefühl sichtlich gestärkt. Viele Patientinnen haben mir nach einer erfolgreichen Behandlung gestanden: „Ich hätte nie gedacht, dass ich es schaffen würde, eine solche Kur zu machen, und es stärkt mich enorm, dass ich das kann."

Durch die ganzheitliche Methode der Modernen Mayr Medizin werden nahezu alle Ursachen der Unfruchtbarkeit therapeutisch erfasst, es werden sowohl hormonelle Dysbalancen und psychosoziale Faktoren wie auch Lebensstilfragen oder zum Beispiel Allergien behandelt.

Anhand der bereits erwähnten vier Heilungsprinzipien: Schonung, Säuberung, Schulung und Substitution (siehe Seite 51–63) kann man die Zusammenhänge gut verdeutlichen.

Schonung bedeutet Regeneration des Körpers

Wir haben schon erläutert, dass die Durchführung einer Mayr-Therapie mit diätetischen Maßnahmen zur Schonung des Verdauungsapparates beiträgt. Aber Schonung bedeutet weit mehr als Fasten oder Milde Ableitungsdiät.

Durch die verminderte Nahrungszufuhr gerät der ganze Organismus in eine Regenerationsphase. Viele Patientinnen berichten, dass sie gelassener, ruhiger und entspannter werden. Das heißt, der Körper schaltet vom fünften in den ersten Gang zurück. Dadurch wird allen Systemen, auch dem hormonellen System, Erholung und Heilung ermöglicht.

In diesem Zusammenhang sei noch einmal auf den Stressverlauf nach Selye hingewiesen, der durch eine Mayr-Therapie auf wunderbare Weise in sein Gegenteil verkehrt werden kann. Dauerhafter negativer Stress im Alltag führt zu einer maximalen Adaptation des Körpers, zur Ausschüttung von Cortisol und anderen Hormonen, bis schließlich das Stadium der Erschöpfung erreicht ist. Die Mayr-Therapie zielt darauf ab, die erschöpften hormonellen Systeme wieder zu füllen und somit den Körper zurückzubringen in die hormonelle Balance mit all ihren positiven Auswirkungen.

Info

Die Regeneration des Körpers, des Stoffwechsels und der Organe während einer Mayr-Therapie führt auf natürliche Weise zu einer ausgeglichenen Hormonsituation.

Ob in einer ambulanten oder stationären Therapie, immer sollten auch Geist und Psyche geschont werden. Meist passiert dies ohnehin ganz freiwillig. Einem inneren Bedürfnis folgend möchte man die Informationsflut von außen drosseln und verzichtet gerne auf Fernseher, Computer und andere entsprechende Belastungen. Die daraus resultierende innere Ruhe lässt den Körper sprichwörtlich wieder auftanken.

Solche Regenerationsvorgänge brauchen selbstverständlich ihre Zeit. Eine mindestens 3-, besser sogar 4-wöchige Kur ist die unabdingbare Voraussetzung, manchmal sind noch weitere Therapiemaßnahmen erforderlich. Auch wenn es heute schwer fällt, geduldig zu sein, und die Zeit oft knapp ist, lohnt sich diese Investition in Gesundheit und Wohlbefinden auf jeden Fall.

Durch den Verzicht auf Genussgifte wie Kaffee und Alkohol wird ein wichtiger Schritt in Richtung Entsäuerung des Körpers getan. Im Rahmen einer Mayr-Therapie gelingt es vielen, endlich mit dem Rauchen auf-

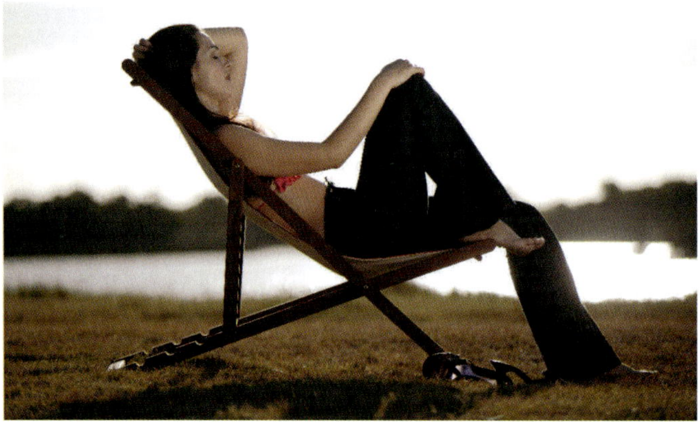

zuhören und damit einen oft lang gehegten Vorsatz umzusetzen. Auch dies steigert in nicht zu unterschätzendem Maß die Fruchtbarkeit von Frau und Mann.

Säuberung bedeutet Entgiftung

Unter Säuberung verstehen wir natürlich zunächst einmal die Ausscheidung der Ablagerungen aus dem Darm und der Gifte, die durch Fäulnis und Gärung von Nahrungsmittelresten entstanden sind. Säuberung bedeutet aber auch die Entgiftung und Reinigung des gesamten Organismus. Wie durch eine von dem Darm ausgehende Sogwirkung scheiden durch die Mayr-Therapie alle Organsysteme Giftstoffe aus.

Tipp

Die Zufuhr von mehrfach ungesättigten Fettsäuren, z.B. Leinöl, Hanföl und Rapsöl, unterstützt die Entgiftungstherapie, indem sie Toxine bindet und ausscheidet.

Die Selbstvergiftung des Körpers durch Darmtoxine, die so genannte intestinale Autointoxikation, belastet und überfordert die Leber in außerordentlichem Maß und kann außerdem auf direktem Wege die Eizellreifung in den Eierstöcken behindern. Da das Entgiftungsorgan Leber außerdem noch für den Abbau von Hormonen – allen voran das für Frauen so wichtige Östrogen – zuständig ist, führt eine Überlastung der Leber zu einer Veränderung in der Hormonregulation. Auf- und Abbau der Hormone stehen nicht mehr im Gleichgewicht. Der Überhang von Östrogenen führt wiederum zu Zyklusstörungen und zur Verhinderung des Eisprungs.

Durch die Reinigung des Darms und die damit verbundene Ausscheidung der Gärungs- und Fäulnisgifte wird die Leber wesentlich entlastet und kann ihrer ursprünglichen Aufgabe wieder nachgehen. Eine Mayr-Therapie kann somit ohne Zufuhr synthetischer Hormonstimulanzien auf indirektem, natürlichem Weg zu einer ausgeglichenen Hormonsituation führen.

Ein von Toxinen gesäuberter Darm kann auch seiner Aufgabe als Nahrungsfilter wieder in vollem Umfang nachkommen. Wir können uns noch so hochwertige Nahrungsmittel zuführen, ein geschädigtes Verdauungssystem ist nicht in der Lage, diese Stoffe zu verwerten. Nach einer Mayr-Therapie wird daher die Aufnahme wertvoller und wichtiger Mineralien und Vitamine erhöht, die als Kofaktoren für unzählige Stoffwechselprozesse wichtig sind. Zink ist z.B. so ein wichtiges Spurenelement, das bei über 100 Enzymprozessen entscheidend beteiligt ist. Zink hat unter anderem direkten Einfluss auf die Funktion der Reproduktionsorgane von Mann und Frau sowie auf das Immunsystem.

Der Darm und das Immunsystem

Da der Darm ein wichtiges Immunorgan ist, hat die Moderne Mayr Medizin auch Einfluss auf durch Allergien hervorgerufene Unfruchtbarkeit. Wie Sie bereits wissen, ist bis zum heutigen Zeitpunkt eine Ursache für die gegen Spermien ausgerichtete Allergie nicht bekannt, eine Therapie deshalb nicht möglich.

Fest steht, dass Allergien durch eine Fehlfunktion des Immunsystems entstehen. 70 % aller Immunzellen haben ihren Sitz im Darm, er ist die größte Kontaktfläche im menschlichen Körper, 200-mal größer als unsere Haut. Letztere pflegen wir täglich, die Pflege und Säuberung unserer inneren Haut, des Darms, ist aber zur Erhaltung einer gesunden Darmflora und der geregelten Funktion des Immunsystems ebenso notwendig.

Info

Die Normalisierung der Darmflora führt zu einer Stärkung des Immunsystems, beugt Scheideninfektionen vor und mindert allergische Reaktionen auf Spermien.

Ein Missverhältnis zwischen hilfreichen und krank machenden Darmbakterien und Pilzen kann zu immer wiederkehrenden Vaginalinfektionen führen, die ihrerseits allergische Reaktionen begünstigen. In der Modernen Mayr Medizin wird bei Bedarf die Säuberung von krank machenden Pilzen durch eine entsprechende Medikation unterstützt. Anschließend kann man „gute“ Darmbakterien (z.B. Laktobazillen oder Bifidusbakterien) zur Normalisierung der Darmflora in Form von Kapseln oder Pulver zuführen.

Schulung bedeutet Schulung fürs Leben

Mit Abschluss einer Mayr-Kur ist die Therapie im Prinzip nicht beendet. Natürlich sollte der Verdauungsapparat zu diesem Zeitpunkt so geschult sein, dass sich seine Tätigkeit wieder normalisiert hat, Beschwerden sollten sich gebessert haben oder ganz verschwunden sein.

Jeder, der einmal eine Mayr-Therapie durchgeführt hat, wird erstaunt feststellen, dass sich sein Leben danach fast automatisch positiv verändert: Die Kardinalfehler der Ernährung wurden erkannt und deren Vermeidung in der Kur eingeübt. Nach einer 3- oder 4-wöchigen Kur ist z.B. das intensive Kauen zur Gewohnheit geworden. Die Mahlzeiten, allen voran die Abendmahlzeit, fallen jetzt kleiner aus. Der Darm bleibt nachts von Gärungs- und Fäulnisgiften verschont, was sich wiederum sehr positiv auf den gesamten Stoffwechsel auswirkt. Das viele Trinken und die damit verbundene Entgiftung sind selbstverständlich geworden.

Auch bei der Auswahl der Nahrungsmittel wird der Weg für eine gesündere Lebensweise geebnet. Da viele Lebensmittel durch die Verwendung von Pestiziden und Herbiziden stark belastet und durch Konservierung, Stabilisatoren und Emulgatoren verändert wurden, hat sich ihr Wert für unsere Gesundheit vermindert. Die Aufnahme gesunder, schadstofffreier Nahrung hat die Instinkte geschult. In der Wüste sehnt man sich ja auch nicht nach Wein, sondern nach Wasser.

Info

Die Umstellung auf eine bewusste und gesündere Ernährung fällt nach einer Mayr-Therapie viel leichter, da die schadstofffreie Nahrung die natürlichen Instinkte wiederbelebt hat.

Vieles löst sich wie von selbst

Dies ist die nächste positive Veränderung: Viele Kurende verzichten, ohne dass es ihnen in irgendeiner Weise schwerfällt, auch nach der Kur auf Genussgifte wie z.B. Kaffee. Sie schränken den Alkoholkonsum ein oder verzichten ganz auf Alkohol. Eine solche Umstellung stabilisiert auf Dauer einen gesunden Stoffwechsel mit entsprechend positiven Auswirkungen auf zentral regulierende Organe und die hormonelle Balance.

Die Ruhe und Gelassenheit, die Entspannung, die sich im Rahmen der Therapie einstellt, hält je nach Lebensform eine gewisse Zeit an und schafft Raum für neue Perspektiven. In diesem Sinn vollzieht sich in der Kur auch eine seelische Entgiftung. Durch die Nahrungsreduktion und die damit verbundene Unmöglichkeit, seelische Belastungen durch Essen zu verdrängen, wird es leichter, zu sich selbst zu finden. Der Blick wird klarer. Gefühle wie Hoffnung, Angst, Wut und Trauer werden hinterfragt.

Diese seelische Entgiftung entlastet z.B. ein ungewollt kinderloses Paar, dessen Gedanken nur noch um das Thema Schwangerschaft kreisen, enorm. Vielleicht stellt sich nun nicht mehr die Frage nach dem „Warum" und „Wie", sondern es eröffnen sich neue Möglichkeiten und Lebensperspektiven, die den starken Leidensdruck mindern. Vielleicht müssen erst einmal Partnerschaftsprobleme geklärt werden, vielleicht stehen Veränderungen der beruflichen Situation an, vielleicht wird auch ein gemeinsames Leben ohne eigene Kinder vorstellbar.

Substitution bedeutet Vitalität

Heute leiden viele Menschen unter einem Defizit an Vitalstoffen, die am Ablauf vieler Stoffwechselvorgänge beteiligt sind. Bedingt durch den sauren Regen und extreme Düngung hat nach internationalen Studien der Gehalt an Vitaminen und Mineralien in Obst und Gemüse in den letzten zehn Jahren um bis zu 70 % abgenommen. Nach einem Aufdecken der Defizite und dem entsprechenden Ersatz dieser Stoffe nimmt die Vitalität zu. Die Orthomolekulare Medizin, das heißt die Behandlung mit Vitaminen und Mineralien, ist daher zu einem wichtigen Bestandteil der Modernen Mayr Medizin geworden (siehe auch Seite 57–63).

Durch eine Entgiftung des Körpers werden aggressive Stoffe freigesetzt. Diese so genannten „freien Radikale" können das Immunsystem stören. Vitale Antioxidanzien, z.B. Selen, Zink sowie Vitamin A, E und C, fangen die freien Radikale ab und schleusen sie aus dem Körper.

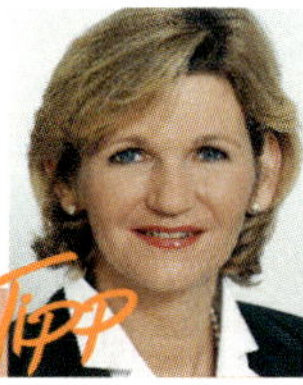

Mein Tipp

Bei einem Kinderwunsch sollten Sie unbedingt eine Vollblutmineralanalyse durchführen lassen, um dann die Defizite an basischen Mineralien auszugleichen.

Ein altes Hausmittel: Ölziehen

Das so genannte „Ölziehen" ist ein altes Hausmittel und hat sich in der Schadstoffausleitung bestens bewährt, denn die meisten Gifte wie PCB und ähnliche Substanzen sind fettlöslich. Über die Mundschleimhaut kann man diese Schadstoffe binden. Sie nehmen morgens einen Teelöffel Leinöl, schlucken diesen aber nicht hinunter, sondern bewegen das Öl mindestens 15 Minuten im Mund, bis es eine weißliche Konsistenz annimmt. Sie können es auch durch die Zähne ziehen. Anschließend wird das mit Giften angereicherte Öl wieder ausgespuckt.

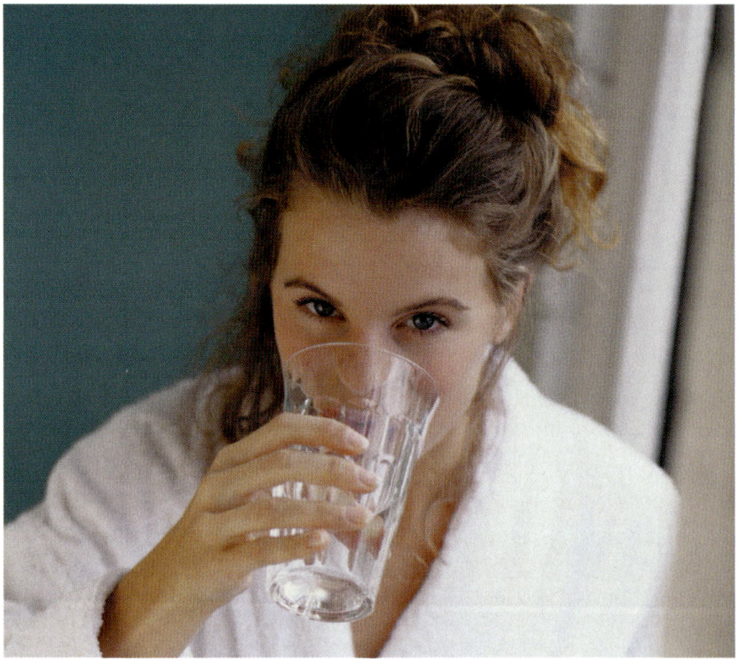

Ebenfalls hilfreich bei der Entgiftung ist die Gabe von ungesättigten Fettsäuren, in Form von Leinöl oder Fischölkapseln in besonders hohen Konzentrationen. Diese binden Toxine und steuern als basisches Lebensmittel der Übersäuerung entgegen.

Basische Mineralien

Die meisten Menschen sind übersäuert, was viele Ursachen haben kann (siehe Seite 42–47). Während einer Mayr-Therapie werden zusätzlich Säuren aus dem interstitiellen Gewebe mobilisiert, die zu einer anfänglichen Übersäuerung des Körpers führen. Deshalb ist die Gabe von Basenpulver, einer Mischung aus basischen Mineralien, zwingend notwendig.

Oft bestanden aber schon vor der Mayr-Therapie Defizite an Mineralien und Vitaminen. Diese können durch Laboruntersuchungen wie die Vollblutmineralanalyse oder durch ein biologisches Diagnoseverfahren, die Applied Kinesiology (siehe Seite 27–28), aufgedeckt werden.

Vitalstoffe für die Hormon-Balance

Einige Mineralien und Vitamine stehen in engem Zusammenhang mit der hormonellen Balance und Fruchtbarkeit von Mann und Frau.

- Zink ist zum Beispiel so ein wichtiges Spurenelement. Es fehlt bei den meisten Patienten, obwohl es an über 100 Enzymreaktionen beteiligt ist. Zink ist der Gegenspieler der Schwermetalle, allen voran Amalgam. Es soll nicht nur bei Nagel- und Haarproblemen, bei Allergien und Immunschwäche, sondern auch bei hormonellen Problemen substituiert, also ersetzt werden.
- Vitamin B_6 wird in der Frauenheilkunde gern bei Beschwerden vor der Periode gegeben. Die Leber benötigt dieses Vitamin zur Umwandlung des Hormons Estradiol. Die Wirkung von Vitamin B_6 bei hormonellen und psychischen Störungen sollte nicht unterschätzt werden. Auch bei Lebensmittelintoleranzen, die zu zahlreichen frauenspezifischen Beschwerden führen (siehe Histaminintoleranz, Seite 78), fehlt Vitamin B_6. Zucker, Weißbrot, Kaffee und Alkohol sind große Vitamin-B-Räuber. Deshalb ist es sinnvoll, in Verbindung mit Vitamin B_6 auch weitere B-Vitamine in Form eines Kombinationspräparats zu geben.
- Folsäure ist ein Vitamin, an dessen Mangel ebenfalls viele Menschen heute leiden. Es verhindert Missbildungen des Embryos sowie Fehl- und Frühgeburten.
- Vitamin C, E und Selen unterstützen die Entgiftung des Körpers, indem diese Antioxidanzien aggressive, so genannte „freie Radikale“ abfangen und ausschleusen. Dadurch werden Zellen geschützt und das Immunsystem gestärkt. Selen ist ein Gegenspieler von Quecksilber und kann daher zur Therapie bei der Amalgamausleitung eingesetzt werden.

Schwangerschaft

Die Schwangerschaft ist eine besondere Zeit im Leben einer Frau, aufregend und besinnlich zugleich. Frauen lernen ihren Körper neu kennen und haben ihn gleichzeitig nicht mehr für sich allein. Außenstehende spüren schnell, ob eine Frau während der Schwangerschaft mit ihrem Körper und den ablaufenden Veränderungen in Einklang steht oder nicht.

Eine besondere Zeit

Info

Während der Schwangerschaft braucht der Organismus Schonung und Ruhe. Zu großen Belastungen und auch unangenehmen Situationen sollten werdende Mütter möglichst aus dem Weg gehen.

Frauen in der Schwangerschaft bedürfen eines ganz besonderen Schutzes und der vollen Unterstützung ihrer Umgebung. Selbstverständlich ist Schwangerschaft keine Krankheit, trotzdem bedarf der Organismus einer gewissen Schonung und Ruhe. Schädlicher Stress, Überforderung, Ängste und psychische Konflikte können sich in Komplikationen wie einer vorzeitigen Wehentätigkeit oder einer Gestose (Schwangerschaftsvergiftung) äußern.

Es ist von der Natur gut geregelt, dass eine Schwangerschaft 9 Monate dauert. Diese Zeit ist notwendig, um sich als Frau und auch als Paar auf die neue Lebenssituation vorzubereiten. Schwangerschaft benötigt Zeit zur Reflexion. Ambivalente Gefühle und zeitweilige Ängste sind völlig normal, sollten aber angesprochen und nicht verdrängt werden.

Eine Schwangerschaft ist für eine Frau die beste Zeit, Zugang zu ihrem Körper und ihren Bedürfnissen zu finden. Werdende Mütter sollten sich nicht von den vielen gut gemeinten Ratschlägen der Umgebung leiten lassen, sondern auf ihre ureigensten Instinkte und Bedürfnisse hören. Ihr Gefühl sagt Ihnen, was Ihnen gut tut. Die Lust auf oder die Abneigung gegen bestimmte Lebensmittel kann den Bedarf an wichtigen Vitaminen und Mineralien aufzeigen bzw. ein Hinweis auf Unverträglichkeiten sein.

Die immer wieder auftretende Müdigkeit oder leichte Blutungen in den ersten 3 Monaten signalisieren, dass vermehrte Schonung erforderlich ist.

Die Mayr-Kur beugt Komplikationen vor

Eine Mayr-Therapie in der Schwangerschaft löst auf wunderbare und natürliche Weise zahlreiche Befindlichkeitsstörungen. Auch ernsthafte Erkrankungen wie die Schwangerschaftsvergiftung, die mit Bluthochdruck und Wassereinlagerungen einhergeht, können auf natürliche Weise behandelt werden.

Sogar der Geburtsverlauf ist erfahrungsgemäß nach einer Mayr-Kur leichter, kürzer und ohne Komplikationen.

Die Grundlage bilden auch hier die vier Mayr'schen Therapieprinzipien. Es leuchtet unmittelbar ein, dass Schonung auch während der Schwangerschaft das erste Gebot der Mayr-Therapie ist. Denn negativer Stress kann zu Komplikationen führen. Der Organismus nimmt die Regeneration und Ruhe dankbar an, Cortisol und Adrenalin, Hormone des autonomen Nervensystems, normalisieren sich.

Das autonome Nervensystem unterliegt nicht unserem Willen, sondern der Steuerung der gegensätzlichen Kräfte Sympathikus und Para-

Info

Etwa 5 bis 10 % aller Schwangeren leiden unter einer Schwangerschaftsvergiftung (Gestose), deren Ursachen nicht vollständig geklärt sind. Die Kombination von Wassereinlagerungen (E), Ausscheidung von Eiweiß im Urin (P) und Bluthochdruck (H) nennt man EPH-Gestose.

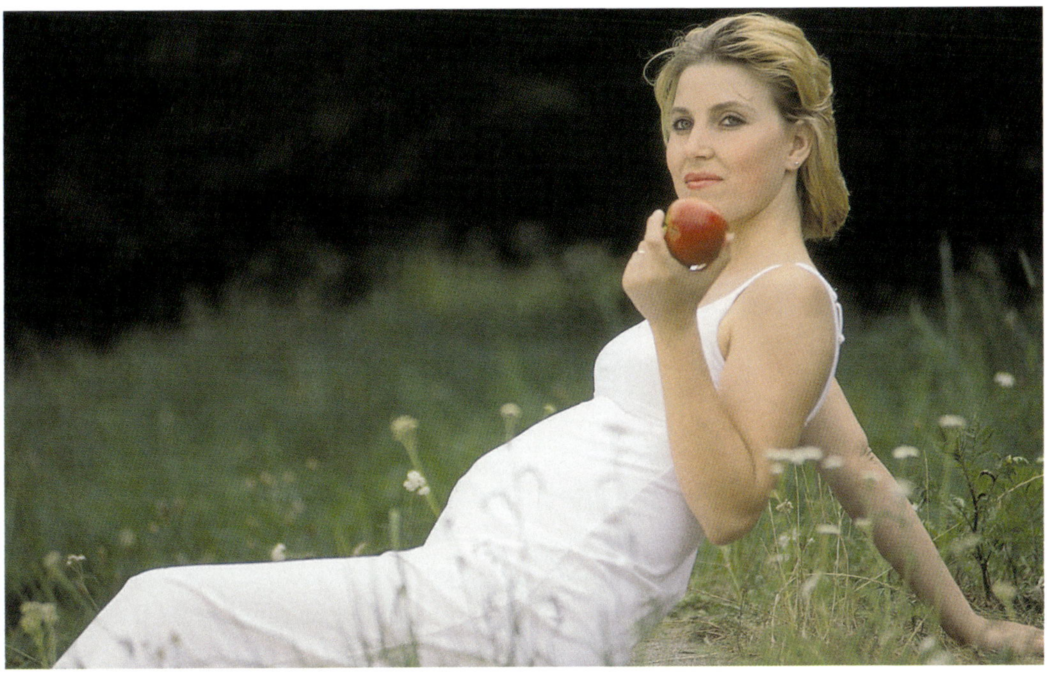

sympathikus. Der Sympathikus ist zuständig für Aktivität, Leistung und Alarmbereitschaft. Er steigert unter anderem den Blutdruck, die Atmung, den Herzschlag und die Cortisolausschüttung. Zu hohe Sympathikusaktivität führt in der Schwangerschaft unter anderem zu Bluthochdruck, vorzeitigen Wehen und Plazenta-Ablösungen. Sein Gegenspieler, der Parasympathikus, regelt hingegen die Entspannung und Regeneration. Durch die Mayr-Therapie wird er gefördert. Sie werden ruhiger, entspannter und verhindern so unnötige Komplikationen. Sie gönnen sich mehr Zeit zur Vorbereitung auf das Baby.

Milde Ableitungsdiät

Natürlich wird die Schonung der Verdauungsorgane während einer Schwangerschaft milder durchgeführt. Sie essen nach der Milden Ableitungsdiät (MAD) und werden auf keinen Fall fasten. Die MAD ist nach den Prinzipien eines ausgeglichenen Säure-Basen-Haushalts entwickelt worden. Sie und Ihr Baby erhalten alle wichtigen Nährsubstanzen, Vitamine und Mineralien.

Info

Die Milde Ableitungsdiät ist eine sanftere Form der Mayr-Therapie. Sie nehmen 3 Mahlzeiten täglich ein, jedoch mit ausgewählten Lebensmitteln, die der Darm mit Leichtigkeit verarbeiten kann.

Allein durch die Entsäuerung kann unangenehmes Sodbrennen, das häufig in späteren Stadien der Schwangerschaft auftritt, verschwinden.

Durch eine Testung vor Beginn der Therapie sollten Lebensmittelintoleranzen ausgeschlossen werden. Eine Histaminintoleranz (siehe Seite 78) steht in Verdacht, Gestosen auszulösen oder zu verstärken. Histaminhaltige Lebensmittel sollten dann auf jeden Fall auch nach der Kur vermieden werden.

Die Ernährungs- und Trinkschulung während einer Mayr-Therapie (siehe Seite 56–57) beugt einer übermäßigen Gewichtszunahme vor und vermeidet so Komplikationen während Schwangerschaft und Geburt. Denn übergewichtige Schwangere leiden eher an Gestose oder Schwangerschaftsdiabetes und es kommt vermehrt zu Geburtskomplikationen wie Plazenta-Ablösung und starken Nachblutungen.

Darmreinigung hilft gegen Übelkeit

Oft belasten Verdauungsprobleme den Beginn einer Schwangerschaft. Das Hormon Progesteron wird in hohen Konzentrationen produziert, um den Gebärmuttermuskel zu entspannen und so das „Nest“ zu schützen. Dadurch wird aber auch die Muskulatur des Darms ruhig gestellt, was bei Schwangeren häufig zu Verstopfung führt. Fäulnis- und Gärungsgifte werden noch schlechter ausgeschieden und verursachen Fernsymptome wie Müdigkeit, Kopfschmerzen und Übelkeit. Die Säuberung des Darms lässt diese Störungen verschwinden, bei ausgeprägter Übelkeit kann eine zusätzliche Akupunktur sehr hilfreich sein.

Haben Sie keine Angst vor Bittersalz in der Schwangerschaft, es schadet Mutter und Kind überhaupt nicht. Die Darmreinigung führt effektiv dazu, Wassereinlagerungen auszuschwemmen.

Die Bauchbehandlungen werden bei einer Schwangeren je nach Schwangerschaftsmonat unterschiedlich durchgeführt. Die Gebärmutter wird davon nicht tangiert, gegen Ende einer Schwangerschaft wird in Seitenlage behandelt.

Info

Während einer Modernen Mayr Therapie erhalten Sie und Ihr Baby alle Vitamine und Mineralien, die Sie brauchen und die Ihnen vielleicht, ohne dass Sie es wussten, vorher gefehlt haben.

Alles, was Sie und Ihr Baby brauchen

Letztendlich ist die Substitution wichtiger Mineralien und Vitamine für die werdende Mutter und das Baby von großem Vorteil. Üblicherweise werden in der Schwangerschaftsvorsorge nur Folsäure, Jod und Magnesium verordnet. Vor einer Mayr-Therapie wird durch Muskel-Testung oder Blutanalyse genau festgestellt, welche Stoffe fehlen, um sie dann gezielt in Kapselform zu substituieren. Es wird auch auf die geregelte Zufuhr von Omega-3-Fettsäuren geachtet, die nachweislich die Entwicklung des kindlichen Gehirns fördern.

Die Schwangere und ihr Baby geraten entgegen manchem Vorurteil durch eine Mayr-Therapie nicht in eine Mangelsituation. Im Gegenteil, vielmehr bekommen beide genau das, was sie brauchen. Durch die verbesserte Verdauungssituation kann der Darm weit mehr Nährstoffe aus dem Verdauungsbrei herausfiltern und dem Organismus zur Verfügung stellen.

Um eine Schwangerschaft nicht zur Krankheit werden zu lassen, empfiehlt es sich daher, auch in dieser besonderen Zeit eine Mayr-Therapie durchzuführen.

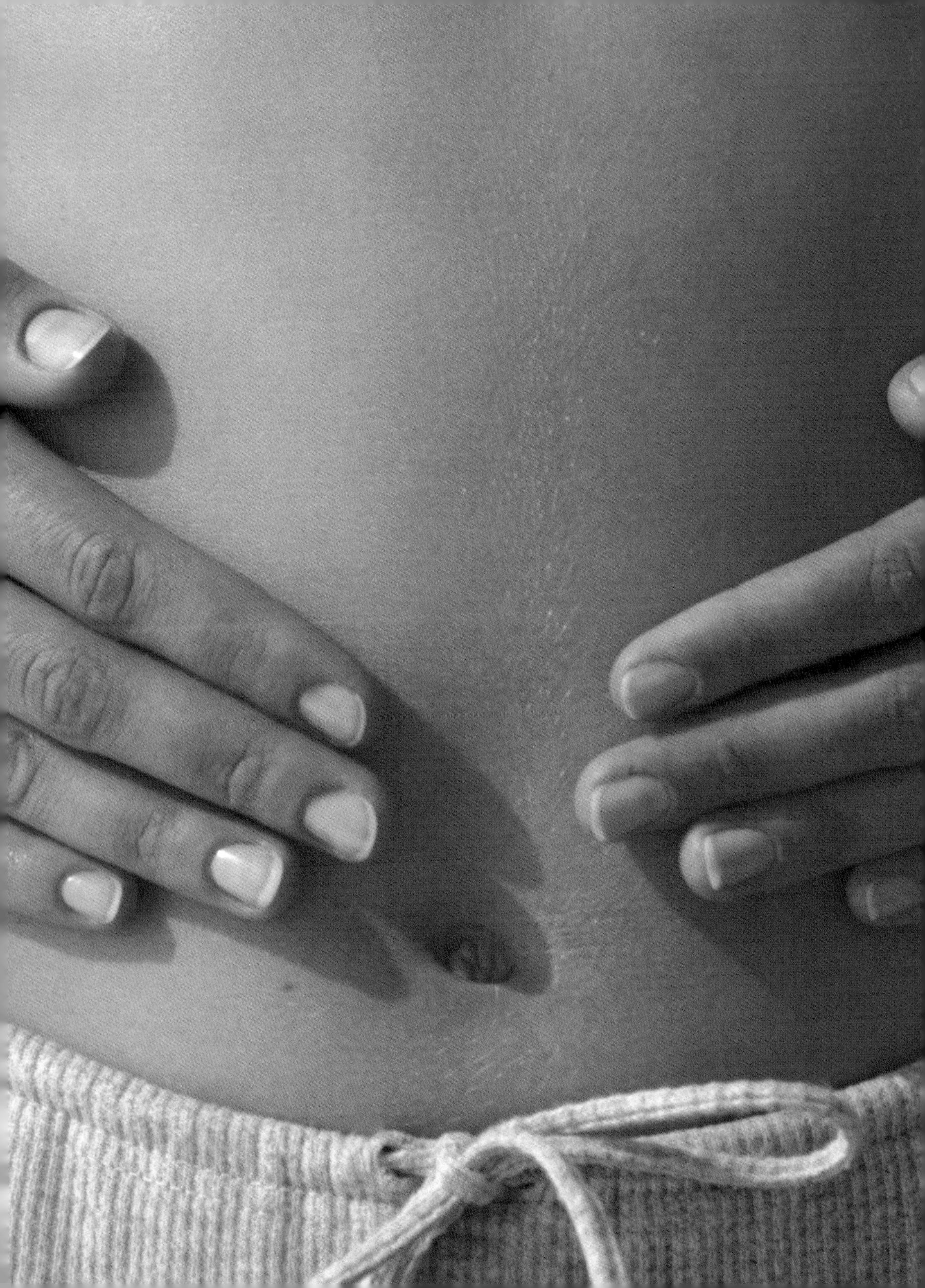

Harninkontinenz

Harninkontinenz oder Blasenschwäche bedeutet den unwillkürlichen Verlust von Urin. Dies kann in unterschiedlicher Ausprägung vorkommen. 30 bis 50 % aller Frauen in der Lebensmitte leiden gelegentlich darunter. Bei jeder sechsten Frau ab 45 Jahren ist die Inkontinenz so ausgeprägt, dass die Lebensqualität entscheidend eingeschränkt wird.

Reden statt leiden

Frauen mit Blasenschwäche haben natürlich Angst, dass in einem unpassenden Moment Urin verloren wird. Sie schränken infolgedessen oft ihre sozialen Kontakte ein, sagen Kinobesuche ab, vermeiden Reisen, treiben keinen Sport mehr und verzichten sogar auf körperliche Nähe und sexuelle Kontakte mit dem Partner. Frauen mit Inkontinenzproblemen vereinsamen immer mehr, wenn sie nicht das offene Gespräch mit ihrer Frauenärztin oder ihrem Frauenarzt suchen. Es ist auch für mich immer wieder bedrückend, dass Harninkontinenz zu den größten Tabuthemen unserer Zeit gehört. Anstatt darüber zu sprechen, schränken sich Frauen in unserer aufgeklärten modernen Zeit lieber ein.

Wir möchten Ihnen Mut machen, über Ihr Problem zu reden, denn sowohl die Schulmedizin wie auch die Moderne Mayr Medizin können Ihnen Therapiekonzepte anbieten, die Sie ganz von Ihrem Leid befreien oder zumindest Ihre Beschwerden lindern können.

Blasenschwäche ist nicht gleich Blasenschwäche

Am Anfang steht also das Gespräch, dann erfolgt eine genaue Diagnostik, denn es gibt verschiedene Formen der Harninkontinenz.

Die Stressinkontinenz oder Belastungsinkontinenz kommt am häufigsten vor. Es kommt zu unkontrolliertem Urinabgang, wenn sich der Druck im Bauchraum so erhöht, dass der Schließmuskel der Harnröhre den Urin in der Blase nicht mehr halten kann. Das kann zunächst bei Sportarten vorkommen, die mit Hüpfen oder Springen verbunden sind wie Tennisspielen oder Joggen. Aber auch Husten, Niesen, Lachen und das Tragen von schweren Lasten kann zu unwillkürlichem Urinverlust führen. Im fortgeschrittenen Stadium wird der Harn schon bei geringen Belastungen, z.B. beim Gehen, verloren.

Belastungsinkontinenz

Die Ursachen für eine Belastungsinkontinenz sind unterschiedlich. An erster Stelle ist eine Schwäche der Beckenbodenmuskulatur zu nennen, auf der ein großer Teil des Körpergewichts und vor allem der Darm ruht. Übergewicht und ein Verdauungsorgan, das mit seinen veränderten Darmschlingen nach unten hängt, verstärken den Druck auf den Beckenboden.

Info

Bei Blasenschwäche ist es wichtig, zwischen Belastungs- und Dranginkontinenz zu unterscheiden, da jeweils eine andere Therapieform angezeigt ist. Es können allerdings auch Mischformen auftreten.

Bei Frauen können Schwangerschaften und Geburten zu zusätzlichen Überdehnungen führen. Oft beginnt die Harninkontinenz erst richtig in den Wechseljahren, was auf einen Mangel an Progesteron und Östrogen zurückzuführen ist. Dann bauen Gewebsscheren, so genannte Kollagenasen, Kollagenfasern ab. Normalerweise ist nur verletztes Gewebe betroffen, aber bei Hormonmangel werden auch gesunde Kollagenfasern abgebaut.

Progesteron bremst diese abbauenden Gewebsscheren und Östrogen ist für die Neubildung von Kollagenfasern in der Beckenbodenmuskulatur zuständig. Ebenfalls östrogenabhängig ist das Gewebe des äußeren Drittels der Harnröhre. Es verdünnt sich bei Hormonmangel, was zu einer Schwäche des Blasenschließmuskels führt.

Die mangelnde Spannkraft des Beckenbodens kann ein Absinken der Gebärmutter begünstigen, muss aber nicht zu einer Inkontinenz führen. Ändert sich aber der Winkel zwischen Harnblase und Harnröhre, wird der Verschlussapparat verzogen und unwillkürlicher Urinabgang ist wahrscheinlich.

Dranginkontinenz

Eine weitere, aber seltenere Ursache der Blasenschwäche ist die Dranginkontinenz. Sie äußert sich in einem plötzlich auftretenden, sehr starken Harndrang, ein unwillkürlicher Abgang von kleinen Urinmengen ist meist die Folge. Oft ist dann der Weg zur Toilette schon zu weit.

Hier liegt eine nervöse Störung vor, der Blasenmuskel zieht sich unwillkürlich zusammen. Diese Kontraktion ist ein Missverständnis zwischen den Dehnungsfühlern der Blase und dem Steuerungszentrum im Gehirn. Hinzu kommt, dass Frauen mit einer überaktiven Blase stark verunsichert sind und ständig daran denken müssen, ob ein WC in erreichbarer Nähe liegt. Ursachen für eine Dranginkontinenz können chronische Entzündungen der Harnblase oder Blasensteine sein. Aber auch der bereits erwähnte lokale Hormonmangel kann zu Blasenreizungen führen.

Das Reizblasensyndrom tritt auch in psychischen Belastungssituationen auf, wenn berufliche oder persönliche Sorgen unüberwindbar erscheinen. Stress- und Dranginkontinenz können im Übrigen auch zusammen auftreten.

Diagnostik

Wenn Sie nun mit Frauenarzt oder -ärztin über Ihre Blasenschwäche gesprochen haben, muss herausgefunden werden, um welche Form der Inkontinenz es sich handelt. Bei der Anamnese (Krankengeschichte) werden Sie gefragt, wann und unter welchen Umständen die Blasenschwäche auftritt. Dabei ist ein Miktionstagebuch (Miktion bedeutet Urinabgang) sehr hilfreich. Notieren Sie, wann und wie oft Sie unkontrolliert Urin verlieren, ob Sie völlig überrascht werden oder vorgewarnt sind. Weiterhin ist wichtig zu erfahren, ob Sie vorher Medikamente genommen haben und welche Lebensmittel oder Getränke gegessen oder getrunken wurden.

Tipp

Für eine genaue Diagnose, um welche Form von Harninkontinenz es sich handelt, ist ein Miktionstagebuch sehr hilfreich. Schreiben Sie auf, wann und unter welchen Umständen Sie unkontrolliert Urin verloren haben.

Nach dem Gespräch folgt eine Urinuntersuchung, bei der eine Blasenentzündung als Ursache ausgeschlossen werden kann. Eine gynäkologische Tastuntersuchung gibt Aufschluss darüber, ob eine Senkung der Gebärmutter oder der Vagina vorliegt. Natürlich kann auch ein großer Uterus mit Myomen auf die Harnblase drücken.

Der nächste Schritt ist eine Ultraschalluntersuchung vor und nach dem Wasserlassen. Hier klärt sich, ob noch Restharn in der Harnblase verbleibt und zu Reizungen führt.

Die wohl wichtigste Untersuchung, um eine Stressinkontinenz von einer Dranginkontinenz zu unterscheiden, ist die urodynamische Messung, die meist nur in einigen Fachpraxen oder in Spezialabteilungen im Krankenhaus möglich ist. Dabei werden über einen kleinen Messkatheter die Druckverhältnisse in Blase und Harnröhre geprüft. Diese Messungen sind die Grundlage für eine Operation. Ein operativer Eingriff verbietet sich allerdings, wenn eine reine Dranginkontinenz vorliegt.

Schulmedizinische Therapie bei Stressinkontinenz

Info

Die Stärkung der Beckenbodenmuskulatur ist die beste und schonendste Therapie bei einer Belastungsinkontinenz. Diese kann durch eine spezielle Gymnastik, durch Vaginalkonen, durch Elektrostimulation und durch Hormone erfolgen.

Eine Stressinkontinenz ist therapierbar, es gibt verschiedene Möglichkeiten, die mehr oder weniger Erfolg versprechend sind. Die meisten der möglichen Therapien erfordern Ihre Mitarbeit und Selbstverantwortung. In der heutigen Zeit ist man Gott sei Dank zurückhaltender mit Operationen geworden. Nur noch selten wird leichtfertig zu einer Gebärmutterentfernung geraten, wenn die Patientin über Blasenschwäche klagt. Eine Operation sollte immer die letzte Möglichkeit bleiben, wenn alle anderen Therapien erfolglos waren.

Beckenbodengymnastik

Die Beckenbodenmuskulatur besteht aus drei Schichten und bildet den Schutz der Organe im knöchernen Becken. Sie kleidet das Becken nach unten wie eine Schale aus. Für die Erschlaffung der Beckenbodenmuskulatur gibt es zwei Ursachen: Der Druck des Darms und des Körpergewichts ist viel zu hoch und/oder die Spannkraft des Muskels hat nachgelassen.

Weil unser Körper Kollagenfasern abbaut, dünnen die Muskelfasern aus und werden durch Bindegewebe ersetzt. Die Muskulatur kann dann dem erhöhten Druck von oben beim Husten und Niesen nicht mehr standhalten. Der Druck auf die Blase wird so stark, dass Urin abgeht.

Sie können durch gezielte Übungen die Muskulatur Ihres Beckenbodens und Ihrer Harnröhre wieder kräftigen. Das Training verbessert außerdem die Durchblutung und die nervliche Versorgung der Muskeln. Da Sie Ihren Beckenboden nach einiger Zeit besser wahrnehmen, anspannen und loslassen können, verbessern Sie darüber hinaus noch Ihre sexuelle Empfindsamkeit.

Und so wird's gemacht:

Begeben Sie sich in eine aufrechte Position, also stehend oder sitzend. Spannen Sie die Muskeln an, die Sie normalerweise benutzen, wenn Sie den Urinfluss anhalten wollen. Halten Sie die Anspannung und zählen Sie bis 10, dann entspannen Sie die Muskulatur wieder und warten 5 Sekunden, um danach die Übung noch 5 Mal zu wiederholen.

Während der Übung atmen Sie ganz ruhig ein und aus. Achten Sie bitte darauf, dass Sie nicht gleichzeitig die Bauch- oder Gesäßmuskeln zusammenziehen, denn das erhöht den Druck auf den Beckenboden. Ob Sie das Beckenbodentraining richtig ausführen, können Sie ganz einfach testen. Legen Sie 2 Finger in Ihre Vagina, dann können Sie während der Anspannungsphase spüren, wie sich die Scheidenmuskeln zusammenziehen. Die andere Hand legen Sie auf Ihre Bauchmuskeln, die ganz entspannt bleiben sollten.

Das Muskeltraining kann aber nur dann wirklich effektiv sein, wenn es richtig und konsequent regelmäßig ausgeführt und auch der Druck des Darms auf die Beckenbodenmuskeln verringert wird, aber dazu später.

Beckenbodengymnastik ist ganz einfach, Sie können die Übungen nebenbei durchführen. Damit meine Patientinnen regelmäßig trainieren, empfehle ich ihnen, eine bestimmte Tätigkeit als Erinnerungshilfe zu sehen. Das kann zum Beispiel das morgendliche Zähneputzen sein oder das Warten auf den Bus oder vor einer roten Ampel.

Vaginalkonen

Beckenbodentraining wird auch mit Hilfsmitteln angeboten. Es gibt kleine Vaginalkegel, so genannte „Femconen"®, die jeweils ein unterschiedliches Gewicht haben. Ähnlich einem Tampon führen Sie diese in die Scheide ein. Beginnen Sie mit dem leichtesten Kegel und versuchen Sie ihn mindestens zweimal täglich zunächst 5 Minuten zu halten. Steigern Sie sich dann bis auf 20 Minuten. Danach üben Sie mit ei-

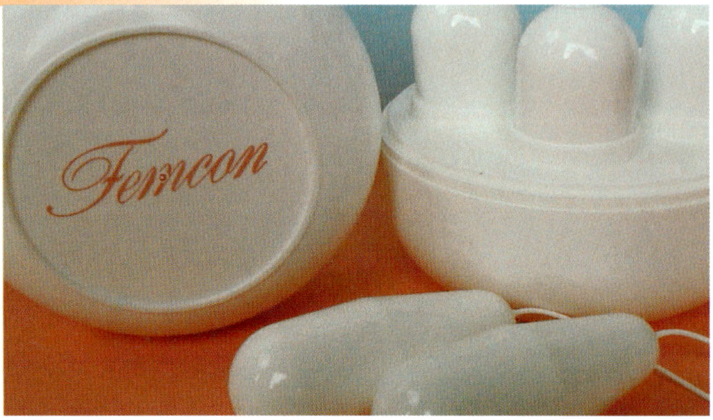

nem schwereren Kegel, bis Sie schließlich mit dem schwersten Kegel zu einem Dauertraining übergehen können.

Bei konsequenter Durchführung zweimal täglich kann die Stressinkontinenz wesentlich gemildert werden.

Elektrostimulation

Wenn Sie Probleme haben, Ihre Beckenbodenmuskulatur zu spüren, kann zunächst eine passive Elektrostimulation der Muskulatur sinnvoll sein. Dabei werden kleine Sonden in die Vagina eingeführt, die über therapeutische Impulse den Beckenboden an- und entspannen. Über ein Biofeedback ist es dann auch möglich, dass Sie selbst lernen, die richtigen Muskeln zu betätigen. Das Gerät gibt Ihnen nämlich eine Rückmeldung, ob die für den Verschlussmechanismus wichtigen Scheidenmuskeln angespannt wurden. Zusätzlich können Sie bei einer Dranginkontinenz und überaktiver Blase lernen, Ihren angespannten oder verspannten Beckenboden und den Verschlussmechanismus zu entspannen.

Tipp

Wenn Sie nur unter einer leichten Belastungsinkontinenz beim Sport leiden, hilft oft schon das Einführen eines normalen Tampons, um die Blase zu heben.

Ich verschreibe meinen Patientinnen entsprechende Geräte, die zunächst ausgeliehen werden. Eine erfahrene Therapeutin weist Sie ein und zeigt Ihnen, wie Sie problemlos damit üben können.

Hormone

Harninkontinenz beginnt nicht unmittelbar nach einer Geburt, also auf dem Höhepunkt der mechanischen Belastung des Beckenbodens, sondern erst viele Jahre später, wenn es zur hormonellen Dysbalance aufgrund der beginnenden Wechseljahre kommt. Wie wir bereits erläutert haben, ist Östrogen für die Steigerung der Kollagenproduktion zuständig, während Progesteron den Abbau des Gewebes durch Kollagenasen (Gewebsscheren) hemmt.

Bei einer leichten Harninkontinenz, die nur beim Sport, beim Lachen und Niesen auftritt, können Östrogene sehr wirkungsvoll helfen. Dabei reicht die lokale Applikation von Östrogencreme auf den Harnröhrenbereich und die Einführung einer kleinen Östrogentablette in die Vagina aus. Ich empfehle die Anwendung zunächst für 2 Wochen täglich und dann nur noch zweimal pro Woche. Die lokale Behandlung wirkt direkt auf Vagina, Blase, Beckenboden und Schließmuskel und belastet hormonell kaum den Rest des Körpers, da es praktisch nicht ins Blut übergeht. Daher brauchen Sie keine Angst vor einem möglichen Brustkrebsrisiko durch diese Therapie zu haben. Gleichzeitig wirken lokal angewandte Östrogene der durch Hormonmangel ausgelösten Vaginaltrockenheit entgegen, die die Freude am Geschlechtsverkehr beeinträchtigen kann.

Bei ausgeprägteren Formen der Harninkontinenz reicht die lokale Östrogentherapie oft nicht mehr aus. Hier sollte auf jeden Fall versucht werden, Besserung durch eine zusätzliche lokale Progesteronbehandlung zu erzielen. Dabei wird vaginal in Form von kleinen Kapseln oder Zäpfchen natürliches Progesteron eingeführt. Progesteron behindert den Abbau, Östrogen verstärkt den Aufbau von Kollagenfasern der Blase, des Beckenbodens und des Schließmuskels.

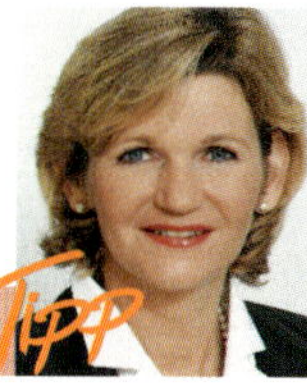

Mein Tipp

Bei Harninkontinenz verschreibe ich meinen Patientinnen natürliches Östrogen und Progesteron in Form von Salbe und Tabletten, die wechselweise vaginal eingeführt werden.

Pessare

Liegt bei Harninkontinenz auch eine Gebärmuttersenkung vor, stimmt der Winkel zwischen Harnblase und Harnröhre nicht mehr. Es gibt speziell entwickelte Pessare, die den Blasenhals heben und damit den richtigen Winkel wiederherstellen. Die Pessare müssen von Arzt oder Ärztin genau angepasst werden, da es viele verschiedene Größen gibt. Außerdem müssen Sie sie selbst einmal am Tag entfernen, reinigen und wieder einsetzen, sonst sind Vaginalinfektionen die Folge.

Kollageninjektionen

In manchen Spezialpraxen oder Krankenhäusern besteht die Möglichkeit, Kollagen unter örtlicher Betäubung rund um die Harnröhre spritzen zu lassen.

Dadurch wird das Harnröhrengewebe aufgepolstert, die Harnröhre kann sich wieder besser verschließen. Die Wirkung tritt sofort ein. Allerdings müssen Sie vorher über einen Hauttest klären lassen, ob Sie auf Rinderkollagen allergisch reagieren.

Operationen

Erst wenn Beckenbodentraining und Hormonbehandlung versagen oder wenn eine ausgeprägte Senkung oder ein Gebärmuttervorfall zu Harninkontinenz führen, sollte eine Operation in Erwägung gezogen werden. Doch bevor Sie sich operieren lassen, empfehle ich Ihnen dringend eine Mayr-Therapie durchzuführen. Die Kombination der oben aufgeführten Therapien in Verbindung mit einer Darmsanierung nach Mayr bewirkt oft Wunder und viele meiner Patientinnen konnten danach auf eine Operation verzichten.

Bedenken Sie immer, dass ein operativer Eingriff trotz ausgefeilter Technik mit einem Risiko behaftet bleibt.

In der heutigen Zeit werden minimalinvasive Eingriffe bevorzugt und seit 8 Jahren wird in Deutschland ein neues Operationsverfahren angewandt, die TVT-Plastik (tensionfree vaginal tape). Bei diesem Verfahren wird unter lokaler Betäubung ein kleines Kunststoffband spannungsfrei unter die Harnröhre gelegt, um so den richtigen Blasen-Harnröhrenwinkel wiederherzustellen. Diese OP dauert bei erfahrenen Ärzten nur 30 Minuten, sie kann auch ambulant durchgeführt werden. Die Erfolgsrate wird mit 87 % angegeben.

Info

Bei sehr schwerer Harninkontinenz, wenn alle anderen Methoden erfolglos geblieben sind, kann manchmal nur eine Operation helfen. Sie sollte allerdings die letzte Möglichkeit bleiben.

Bei ausgeprägtem Vorfall wird die Gebärmutter entfernt und die Scheidenwände werden gerafft, um der Senkung der Blase oder des Darms in die Vagina entgegenzuwirken. Diese Operation nennt sich „Vaginale Gebärmutterentfernung mit vorderer und/oder hinterer Plastik“, da es sich um eine plastische OP handelt. Manchmal muss diese Operation mit einer TVT kombiniert werden. Im Anschluss folgt ein intensives Blasentraining. Wird der Beckenboden nach der Operation nicht trainiert, kann es nach Jahren erneut zu einer Harninkontinenz kommen. Die Erholungsphase nach diesem ausgedehnten Eingriff ist relativ lang.

Schulmedizinische Therapie der Dranginkontinenz

Bei der Therapie von Dranginkontinenz verspricht die Kombination von Verhaltenstraining und Medikamenten gute Erfolge.

Verhaltenstraining

Zunächst erstellen Sie ein Miktionstagebuch (siehe Seite 125). Machen Sie sich bewusst, unter welchen Umständen die Inkontinenz auftritt. Lernen Sie auf das Gefühl des Harndrangs zu reagieren, indem Sie sich entspannen, um dann ganz bewusst die Beckenbodenmuskulatur im Wechsel anzuspannen und zu entspannen. Danach gehen Sie mit normaler Geschwindigkeit zur Toilette, um Ihre Blase zu entleeren.

Denken Sie darüber nach, ob Sie zurzeit unter einer psychischen Belastung leiden, die sich in einer Dranginkontinenz äußert. Verhaltens- oder psychotherapeutische Unterstützung kann eine große Hilfe sein und Ihre Beschwerden lindern.

Info

Die Dranginkontinenz kann mit einer Stressinkontinenz einhergehen. Daher ist auch eine Kombination der jeweiligen Behandlungsmethoden möglich.

Medikamente

Als Medikamente stehen so genannte Anticholinergika zur Verfügung. Sie lassen die glatte Muskulatur in der Harnblase erschlaffen und machen sie weniger ansprechbar für Nervenimpulse, die die Entleerung der Blase auslösen.

Nebenwirkungen dieser Medikamente sind Mundtrockenheit, Verstopfung und Kopfschmerzen.

Bevor Sie Anticholinergika einnehmen, versuchen Sie es mit einer hormonellen lokalen Behandlung des Harnröhrenausgangs und der Vagina, denn auch eine Blasenreizung kann durch Östrogenmangel bedingt sein.

Warum die Moderne Mayr Medizin bei Harninkontinenz so gut helfen kann

Die schulmedizinischen Therapiemöglichkeiten der Harninkontinenz sind zahlreich und sehr differenziert. Sie können Ihre Probleme auf jeden Fall lindern, allerdings in manchen Fällen nicht zufrieden stellend. Viele Kolleginnen und Kollegen behaupten zum Beispiel, dass Beckenbodentraining keine deutliche Besserung der Beschwerden erzielt. Das mag zum einen daran liegen, dass Frauen keine genaue Anleitung erhalten und infolgedessen die falschen Muskeln anspannen. Zum anderen ist eine konsequente Durchführung erforderlich, die Ihnen am Anfang eine hohe Selbstdisziplin abfordert. Entscheidend für einen Misserfolg ist jedoch die Tatsache, dass durch alleiniges Beckenbodentraining wichtige Störfaktoren nicht berücksichtigt und ausgeschaltet werden. Diese Störfaktoren begünstigen weiterhin die Blasenschwäche und mindern so den Erfolg der Therapien. Die Moderne Mayr Medizin bietet ein zusätzliches umfangreiches Therapiekonzept, um Harninkontinenz zu heilen, damit Sie völlig beschwerdefrei werden.

Die Ptose oder Senkung des Darms

Info

Fehlverdauungsprozesse im Darm führen zu einem Verlust der Spannkraft von Dünn- und Dickdarm. Durch Gasbildung und Nahrungsmittelreste werden die Darmschlingen überdehnt und üben zusätzlichen Druck auf den Beckenboden aus.

Der Darm ist kein starres Rohr, sondern ein mit Muskelfasern durchsetzter Schlauch, der sich in Größe und Form den jeweiligen Bedingungen anpasst.

Kommt es durch Gärungsprozesse zu starker Gasbildung, werden die Darmschlingen entsprechend gebläht und verursachen eine Vorwölbung der Bauchdecke bis hin zu einem Gasbauch. Wenn Nahrungsmittelreste die Darmschlingen füllen und Fäulnisgifte das Verdauungsorgan schädigen, hängt der Darm der Schwerkraft folgend schlaff nach unten (Ptose) und es entsteht ein Hängebauch, nach F.X. Mayr auch „schlaffer Kotbauch“ genannt. Natürlich ist auch eine Kombination von Gasbildung und Kotbauch möglich.

Die veränderten Darmschlingen, seien sie nun gebläht oder hängend, verstärken natürlich den Druck auf den Beckenboden. Gärungs- und Fäulnisgifte wirken auf die Verdauungsorgane ein und der Darm verliert an Spannkraft. Der Beckenboden muss diesem erhöhten Druck vom Darm aus ständig entgegenhalten, was ihm zunächst noch gelingt. Setzt sich dieser Prozess jedoch über Jahre fort, kann die Muskulatur dem Druck selbst nicht mehr standhalten.

Die Ausleitung der Gifte

Durch eine Mayr-Therapie wird der Darm von Gärungs- und Fäulnisgiften gesäubert. Das tägliche Trinken eines salinischen Salzes bewirkt die Ausleitung von Nahrungsmittelresten und Giften. Die Auswahl der Nahrungsmittel während der Therapie und das intensive Kauen verhindern erneute Gärung und Fäulnis.

Aber auch Lebensmittelunverträglichkeiten oder die vermehrte Besiedlung der Darmflora mit Hefepilzen kann zu einer übermäßigen Gasbildung führen. Vor Beginn einer Mayr-Therapie werden Sie auf solche Belastungen hin getestet und behandelt, um auch diese zusätzlichen Störfaktoren auszuschalten.

So verhindern Sie die Senkung des Darms

* Kauen Sie jeden Bissen gut durch, so wird die Nahrung schon im Mund gut vorverdaut.
* Keine Rohkost am Abend, da der Darm in der Nacht eine schwächere Verdauungsleistung hat.
* Drei Mahlzeiten am Tag, keine Zwischenmahlzeiten, damit die Selbstreinigung des Darms nicht behindert wird.
* Nehmen Sie Ihre Hauptmahlzeit mittags ein und versuchen Sie abends nur noch wenig und leicht verdauliche Lebensmittel zu essen.
* Trinken Sie reichlich, mindestens 2 bis 3 Liter täglich Wasser oder kurz aufgebrühter Kräutertees.

Die manuelle Bauchbehandlung

Entscheidend für die Verbesserung der Druckverhältnisse im Bauchraum ist die Durchführung der manuellen Bauchbehandlung während der Mayr-Therapie. Sie ist ein unverzichtbarer Bestandteil, der fachgerecht nur von ausgebildeten Mayr-Ärzten und -Ärztinnen durchgeführt werden kann.

Diese Behandlung des Darms, durch die der Abtransport von Giften noch beschleunigt wird, ist sehr angenehm. Zum einen verbessert sie die Durchblutung des Bauchraums, zum anderen werden Schlacken vom Darm besser ausgeschieden.

In der Folge nimmt der Darm seine ursprüngliche Form und Größe wieder an und auch die Spannkraft wird gesteigert. Eine manuelle

Info

Eine Mayr-Therapie sollten Sie nur unter professioneller Anleitung durchführen, da nur ein Mayr-Arzt oder eine Mayr-Ärztin in Diagnostik und Therapie sowie in der manuellen Bauchbehandlung eine qualifizierte Ausbildung erhalten haben.

Bauchbehandlung verbessert außerdem die Lage der Verdauungsorgane, wodurch der Beckenboden entlastet wird.

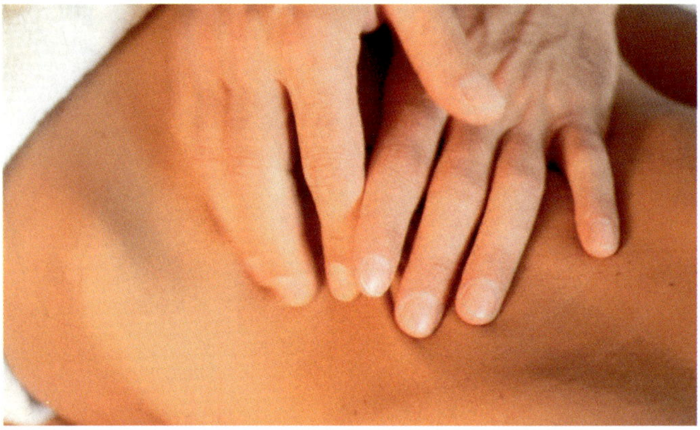

Für mehr Spannkraft

Wie die Spannkraft eines Gewebes nachlässt, erkennen wir am deutlichsten an unserer Haut. Eine dauerhafte Belastung des Stoffwechsels durch Gärungs- und Fäulnisgifte, die bereits beschriebene Selbstvergiftung aus dem Darm, spiegelt sich z.B. im Hautbild des Gesichts wider. Ausscheidungspflichtige Substanzen, so genannte Schlacken, lagern sich im Unterhautfettgewebe ein. Das Gewebe quillt auf und die Durchblutung verschlechtert sich. Der Weg der Nährstoffe vom Blutgefäß zur Zelle verlängert sich, sodass die Haut schlechter versorgt wird. Zellen sterben ab und der daraus resultierende Verlust von Elastin- und Kollagenfasern wirkt sich negativ auf die Spannkraft aus.

Dieser Vorgang vollzieht sich in gleicher Weise an den Organen, am Bindegewebe und an der Muskulatur. Die Halteapparate der Gebärmutter, der Darm, die Blase, der Schließmuskel und die Beckenbodenmuskulatur verlieren ihre Spannkraft und geben dem Druck nach unten nach.

Eine Mayr-Therapie wirkt diesem Prozess entgegen. Im ersten Schritt werden Gärungs- und Fäulnisgifte ausgeleitet, der Darm gesundet und kann dann seiner Aufgabe, auch die im Gewebe abgelagerten Schlacken und Säuren auszuscheiden, wieder ganz nachkommen. Am deutlichsten werden Sie es an Ihrer Haut erkennen können, sie wird weicher, Unreinheiten verschwinden, der Teint wird frisch und die Spannkraft nimmt deutlich zu. Diese Veränderungen laufen parallel auch an den Organen des Beckens und am Beckenboden ab.

Durch die verbesserte Spannkraft lässt der Druck der Organe auf den Beckenboden nach, sodass Beckenbodenmuskulatur und Schließmuskel in ihrer Funktion gekräftigt werden.

Die Rolle der Ernährung

Nicht nur die Belastung des Organismus durch Darmtoxine, auch die Übersäuerung der Gewebe führt zu einem Nachlassen der Spannkraft.

Wenn ein Übermaß an Säuren vom Körper nicht mehr ausgeschieden werden kann, werden diese gern in das Grundgewebe abgeschoben. Das Grundgewebe verbindet die einzelnen Zellen miteinander und ist somit überall vorzufinden.

Säuren werden normalerweise durch Basen abgepuffert. Ein Ungleichgewicht entsteht unter anderem dann, wenn zu viel Säure bildende und zu wenig Basen bildende Lebensmittel gegessen werden. Bei einer Mahlzeit sollte das Verhältnis von Basen zu Säuren möglichst 2 : 1 betragen (siehe Seite 47).

Durch eine Mayr-Therapie wird Ihre Bereitschaft zur Ernährungsumstellung gefördert. Der Grund dafür ist einfach: Sie haben sich während der Therapie sehr wohl gefühlt und Ihre Beschwerden haben nachgelassen, wenn sie nicht sogar ganz verschwunden sind. Sie entwickeln instinktiv ein Bewusstsein für eine gesündere Ernährung. Da Sie während der Therapie oder im Anschluss daran eine Milde Ableitungsdiät durchführen, lernen Sie Säure und Basen bildende Lebensmittel zu unterscheiden.

Den Kaffeekonsum werden Sie nach einer Mayr-Therapie einschränken, wenn nicht sogar ganz darauf verzichten. Kaffee fördert die Harninkontinenz, da Koffein harntreibend und entwässernd wirkt. Sicher haben Sie schon festgestellt, dass sich Ihre Blasenschwäche bei starkem Kaffeekonsum verschlimmert, warum dann also nicht darauf verzichten?

Starkes Rauchen verstärkt ebenfalls die Inkontinenz, da Sie wesentlich mehr husten müssen. Viele Frauen nehmen die Mayr-Therapie zum Anlass, dem Nikotin Lebewohl zu sagen. Dies ist nicht die Voraussetzung zur Kurdurchführung, aber eine logische Konsequenz.

Zwei Drittel der Frauen mit Harninkontinenz haben Übergewicht, da die zusätzlichen Pfunde ebenfalls den Beckenboden belasten. Eine Mayr-Therapie dient zwar in erster Linie der Entgiftung und ist nicht als Diät zum Abnehmen gedacht, trotzdem ist der Gewichtsverlust ein angenehmer Nebeneffekt. Die Therapie stellt den ersten Schritt zur Ernährungsumstellung dar. Wenn Sie danach Ihr Gewicht noch weiter

Info

Säure bildende Lebensmittel sind Fleisch, Fisch, Wurstwaren, Käse, Zucker und Weißmehl. Zu Basen bildenden Lebensmitteln gehören Obst, Gemüse, Salate, Kartoffeln und kaltgepresste Pflanzenöle.

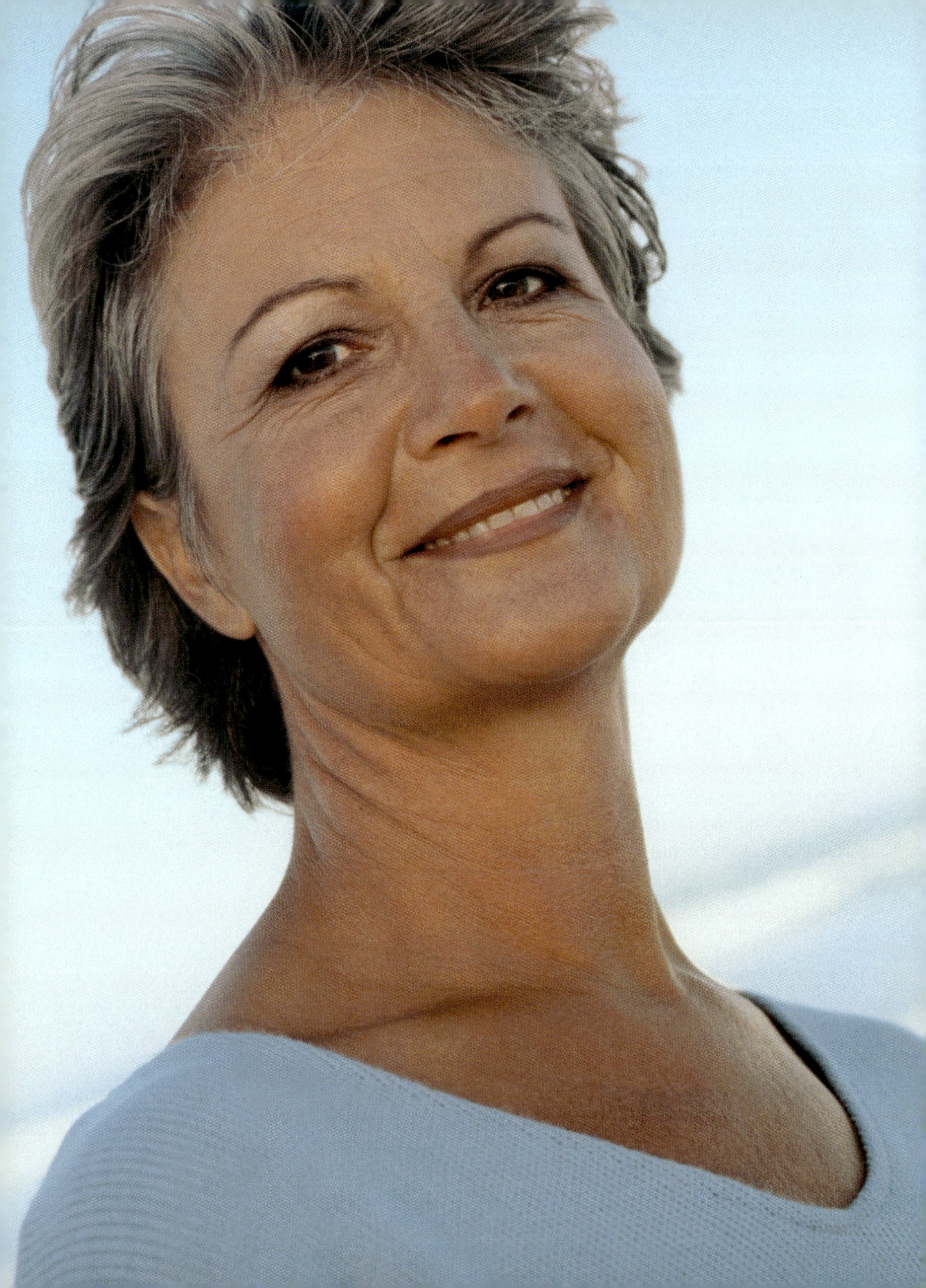

reduzieren möchten, gelingt Ihnen das wesentlich leichter, da Sie durch den schon begonnenen Gewichtsverlust hoch motiviert sind. Dies dient nicht nur Ihrer Schönheit, auch die Blasenschwäche wird nachlassen oder verschwinden.

Die Wechseljahre

Wussten Sie, dass nur 65 % der Frauen in den Wechseljahren stärkere Beschwerden haben und nur 40 % unter den bekannten Symptomen wirklich leiden? Ich war über diese Zahlen erstaunt, denn durch Medien und Presse wird der Eindruck vermittelt, dass jede Frau Probleme mit den Wechseljahren hat.

Es kommt darauf an, was wir daraus machen

Wechseljahre werden in unserer westlichen Gesellschaft zunehmend als Krankheit und nicht als eine natürliche Entwicklung gesehen, die durchaus auch positive Veränderungen mit sich bringen kann. Die Vorstellungen über diese Zeit und über das Älterwerden, die uns vor allem die Medien vermitteln, sind überwiegend negativ gefärbt. Es wird uns suggeriert, dass Jugendlichkeit und Sexappeal gleichzusetzen sind mit Glück und Erfolg, Alter hingegen mit Verlust an Attraktivität, Gesundheit und Lebensfreude. In dieser altersfeindlichen Gesellschaft scheint es nur schwer vorstellbar zu sein, ein ganzes Leben lang vital und gesund zu bleiben.

Wenn die Attraktivität einer Frau ausschließlich an ihrer Fähigkeit zur Fortpflanzung gemessen wird und die Wechseljahre auf eine Östrogenmangelerkrankung reduziert werden, sehen Frauen der Zeit des Wechsels in eine neue Lebensphase mit gemischten Gefühlen entgegen. In Kulturen, in denen das Ansehen proportional zum Alter steigt, haben Frauen mit den Wechseljahren weniger Probleme.

Info

Wenn Frauen in die Wechseljahre kommen, haben sie in der Regel noch mindestens ein Drittel ihres Lebens vor sich. Für die meisten Frauen ist das Klimakterium jedoch mit Vorurteilen behaftet, die nicht unbedingt gerechtfertigt sind. Denn viele Frauen erleben diese Phase als den Start in einen neuen Lebensabschnitt, der positive Veränderungen und neue Chancen mit sich bringt.

Doch langsam ändert sich auch bei uns die Sichtweise und wir Frauen können uns inzwischen an positiven Beispielen orientieren. Denn es gibt viele attraktive Frauen jenseits der 50, die durch ihre Power und ihre Ausstrahlung ein anderes Bild aufzeigen. Diese Frauen versuchen nicht, die Uhr anzuhalten, sondern leben ihre Lebensphase bewusst.

Nachdem die Kinder aus dem Haus sind, besteht endlich die Möglichkeit, eigene Vorstellungen auszuleben, sei es im alltäglichen Leben oder auch im Beruf. Außerdem haben Frauen in diesem Lebensabschnitt wie noch nie zuvor die Möglichkeit, ihre Gesundheit zu erhalten und Krankheiten vorzubeugen. Wir sollten diese Chance nutzen und uns medizinische Unterstützung suchen.

Bei der heutigen Lebenserwartung befinden sich Frauen zur Zeit des Klimakteriums in der Lebensmitte. Sie haben noch 30 bis 40 Jahre vor sich und es liegt an ihnen selbst, wie sie diese Lebensphase gestalten.

Die Prämenopause

Info

Unregelmäßige Blutungen während der Prämenopause können mit einem Überschuss an Östrogen und einem Mangel an Gelbkörperhormon zusammenhängen. Die Beschwerden entstehen oft durch diese Hormonschwankungen.

Die Wechseljahre beginnen zwischen dem 45. und 55. Lebensjahr. Der Begriff beschreibt einen Zeitraum im Leben einer Frau, der in mehreren Phasen verläuft. Medizinisch gesehen werden die Wechseljahre in 3 Abschnitte unterteilt:

Der Wechsel kündigt sich mit der Prämenopause an, die 5 bis 10 Jahre vor der letzten Regelblutung beginnt. Da nun nicht mehr in jedem Zyklus ein Eisprung stattfindet, treten zuweilen verfrühte Blutungen auf. Durch den fehlenden Eisprung kommt es in den Eierstöcken zu einer verminderten Produktion von Gelbkörperhormon in der zweiten Zyklushälfte. Dies wird dem übergeordneten Gehirnzentrum, der Hypophyse, als Hormonmangel gemeldet, woraufhin die Hypophyse dafür sorgt, dass die Eierstöcke zumindest mehr Östrogen bilden. Durch diese Hyperöstrogenämie bleibt die Menstruation auch schon mal aus, um dann nach längerer Pause umso stärker wieder aufzutreten.

Diese hormonelle Dysbalance führt nicht nur zu unregelmäßigen Blutungen. Auch Brustspannen, Reizbarkeit, Stimmungsschwankungen und Libidoverlust können diese Phase begleiten.

Die Perimenopause

Auf die Prämenopause folgt die so genannte Perimenopause. Sie umfasst den Zeitraum um die letzte Periodenblutung (Menopause) und beginnt und endet etwa ein Jahr vor und nach der Menopause. In dieser Zeit wird auch die Östrogenproduktion heruntergefahren, es baut sich in der Gebärmutter keine Schleimhaut mehr auf und die Menstruation bleibt schließlich aus. Der Östrogenmangel führt zu Hitzewallungen, die mehr oder minder ausgeprägt sein können. Der Schlaf kann dadurch erheblich gestört werden, Schlafstörungen und geringere Belastbarkeit sind die Folge.

Stimmungsschwankungen können nicht nur auf einen Hormonmangel zurückgeführt werden. Die Wechseljahre sind eine Zeit des Umbruchs und der Suche nach einer neuen Identität. Es ist eine Zeit der Reflexion und die Gedanken um die Zukunft führen zwangsläufig zu einer Phase der Besinnung, die auch mit Ängsten und Weinerlichkeit verbunden sein kann.

Ein Mangel an Östrogen und Progesteron führt zu einer verminderten Kollagensynthese, infolgedessen verändern sich Haut, Bindegewebe und Haare. Auch die Schleimhäute der Vagina werden empfindlicher. Die nachlassende Östrogenproduktion kann zu vorübergehender Harninkontinenz führen (siehe auch Seite 128–129).

Info

Unter Menopause versteht man die letzte spontane Monatsblutung einer Frau. Ab diesem Zeitpunkt lässt die Produktion von Östrogenen, Gelbkörperhormon und Testosteron durch die Eierstöcke kontinuierlich nach.

Die Postmenopause

Die Postmenopause umfasst die Zeit nach der Perimenopause und beginnt ein Jahr nach der letzten Regelblutung. Der Körper gewöhnt sich langsam an die veränderte Hormonsituation, Hitzewallungen, Schlafstörungen und psychische Dysbalancen gehen zurück.

Vielleicht sind Sie jetzt doch durch die Aufzählung der zahlreichen Beschwerden irritiert. Genauso wenig wie man den Zeitpunkt der Menopause bei Ihnen vorausberechnen kann, lässt sich eine Prognose dafür stellen, welche Beschwerden Sie in welcher Intensität erleben werden. Seien Sie jedoch sicher, dass Sie sich nicht „durch diese Zeit leiden“ müssen. Die Schulmedizin, aber auch die Moderne Mayr Medizin in Verbindung mit der Naturheilkunde können Ihnen helfen, diesen Übergang zu bewältigen.

Hormone, ja oder nein?

Die Behandlung der Wechseljahre ist eng mit dem Thema Hormonersatztherapie verknüpft. Dabei wird sehr kontrovers diskutiert, ob Östrogene nun wegen des erhöhten Brustkrebsrisikos überhaupt als Therapie zum Einsatz kommen sollten. Leider wird diese Diskussion auf dem Rücken der Frauen ausgetragen. Die Interessen der Pharmaindustrie gegen die der Krankenkassen. Die einen beschwichtigen, die anderen schüren Angst. In diesem Interessenkonflikt muss nun jede Frau ihren Standort finden und sich dafür die Meinung mehrerer Fachärzte einholen.

Info

Eine Behandlung von Wechseljahresbeschwerden sollte sich nicht auf den Ersatz von Östrogenen und Gelbkörperhormon beschränken, denn viele Symptome lassen auf eine Erschöpfung der Nebennierenrinde und den damit verbundenen Mangel an DHEA schließen.

Es wird allzu oft vergessen, dass viele Beschwerden nicht nur auf einen Mangel an Östrogenen zurückzuführen sind. Und das ist keineswegs erstaunlich, bestimmt doch ein ganzes Hormon-Orchester die Abläufe in unserem Organismus.

Wechseljahre beginnen mit einer Gelbkörperhormonschwäche

Wie bereits erwähnt bestimmt die verminderte Produktion von Gelbkörperhormon (Progesteron) den Übergang in die Wechseljahre. In manchen Fällen kann sogar die alleinige Substitution von natürlichem Progesteron klimakterische Beschwerden beseitigen, da Progesteron als natürliche Vorstufe zur Produktion von Östrogenen und Androgenen genutzt wird. Wichtig ist allerdings die Unterscheidung zwischen natürlichem und synthetischem Gelbkörperhormon.

Natürliches Progesteron hat so gut wie keine Nebenwirkungen, während synthetische Gelbkörperhormone zu Venenproblemen, Kopfschmerzen und depressiven Verstimmungen führen können. Ideal ist die Verwendung von einer dreiprozentigen Progesteroncreme oder von Vaginaltabletten (Utrogest), da durch die direkte Aufnahme in die Blutbahn nur eine niedrige Dosis erforderlich ist.

Nebennierenrindenhormone sind der Motor unseres Alltags

Die Beschwerden in den Wechseljahren sind sehr unterschiedlich, viele davon sind auf eine Erschöpfung der Nebennierenrinde (NNR) zurückzuführen. Die NNR produziert wichtige Hormone wie Adrenalin, Cortisol und DHEA (Dehydroepiandrosteron), die wir für unsere Vitalität und die Bewältigung des Alltags benötigen.

Cortisol

Cortisol steuert unser Immunsystem. Es macht uns also widerstandsfähig gegen Infektionen und Allergien. Es fördert die Wundheilung, hemmt Entzündungen und lindert Schmerzen. Bei dauerhaftem Stress, bedingt durch emotionale, soziale oder körperliche Faktoren, wird die Ausschüttung von Cortisol allerdings übermäßig gesteigert.

In zu hoher Dosierung wird Cortisol schädlich: Es baut Körpereiweiß ab. Konzentrationsschwäche, eine vermehrte Anfälligkeit für Krankheiten, Osteoporose und eine verminderte Sexualhormonsynthese sind die Folge. Wechseljahresbeschwerden sind daher eng mit dem „Burn-out" der Nebenniere verbunden. Körperliche Überarbeitung, falsche Ernährungsgewohnheiten, Schlafmangel, Allergien, Krankheiten, Sorgen, Angst und Depressionen wirken als Dauerstress auf die Nebennierenrinde ein und können in der Lebensmitte nicht mehr aufgefangen werden.

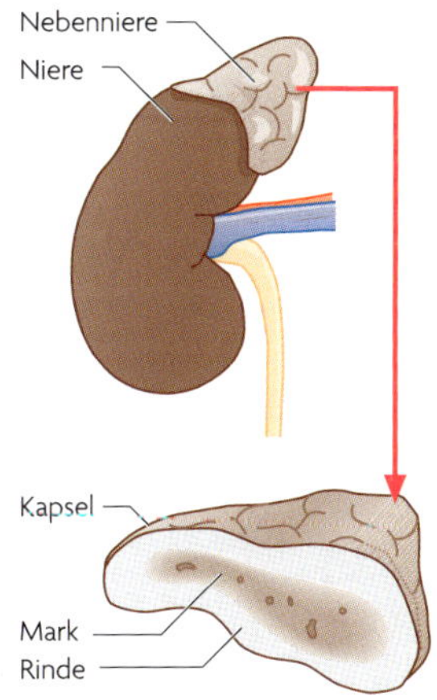

Die Nebenniere liegt am oberen Pol der Niere auf. Sie besteht aus Kapsel, Rinde und Mark und produziert so wichtige Hormone wie Adrenalin und Cortisol.

DHEA

Als Gegenspieler des Cortisol kann DHEA viele Auswirkungen des Überschusses ausgleichen, aber die Produktion von DHEA nimmt bei einer Erschöpfung der Nebennierenrinde ebenfalls ab. DHEA ist eine Hormonvorstufe von Testosteron, es stärkt somit Energie, Vitalität und Leistungsfähigkeit. DHEA kann den Anteil des Körperfetts verringern und die Libido steigern.

Die tägliche Praxis zeigt mir allerdings, dass nicht jede Frau von einer DHEA-Substitution profitiert. Zunächst muss durch eine Laboruntersuchung der Cortisol- und DHEAS-Spiegel (Dehydroepiandrosteronsulfat) bestimmt werden und nur bei niedrigem DHEAS-Spiegel sollte substituiert werden.

DHEA selbst zeigt keine Nebenwirkungen, allerdings wären zu hohe Blutspiegel auf Dauer der Gesundheit nicht zuträglich, da sie dann zu Hautunreinheiten und Haarausfall führen können. Meist reichen 5 bis

10 mg, manchmal auch 25 mg DHEA aus. Die Therapie sollte spätestens nach 2 bis 3 Monaten überprüft werden. Sinnvoller ist es, während dieser Zeit auf eine Erholung der Nebennierenrinde hinzuarbeiten, wie es die Moderne Mayr Medizin ermöglicht.

Auch Frauen brauchen Testosteron

Info

DHEA sollten Sie nur in Absprache mit Ihrer Ärztin oder Ihrem Arzt einnehmen, da die Dosierung unter Kontrolle des Hormonspiegels festgelegt werden muss. Produkte, die Sie im Internet bestellen können, sind nicht geprüft und enthalten in einigen Fällen nicht die deklarierten Dosierungen.

Die Eierstöcke (Ovarien) produzieren nicht nur Östrogene und Gelbkörperhormon, auch männliche Hormone (Androgene) werden in den Eierstöcken, der Nebennierenrinde und im Fettgewebe synthetisiert. Auch wenn in den Wechseljahren ein Mangel an Östrogen und Gelbkörperhormon eintritt, sind die Eierstöcke und das Fettgewebe in dieser Zeit in der Lage, vermehrt Androgene zu produzieren. Aus diesem Grund entwickelt sich bei manchen Frauen ein Damenbart.

Androgene, dazu zählt auch Testosteron, sind für das gesamte Wohlbefinden, für Vitalität, Libido und sexuelle Erregung entscheidend. Bei einigen Frauen stellt sich in den Wechseljahren auch ein Defizit der männlichen Hormone ein, die Ovarien produzieren weniger Testosteron, die Nebennierenrinde weniger DHEA. Wichtige Symptome sind Libidoverlust und Fettverteilungsstörungen. Die Frauen klagen über einen zunehmenden „Schwimmring" am Bauch, denn Androgene sind für den Abbauprozess der Fettzellen um den Nabel verantwortlich.

Natürlich ist der Verlust des Lustgefühls nicht allein auf einen Androgenmangel zurückzuführen, viele andere Faktoren bestimmen die Libido. Eine veränderte Fettverteilung und eine Überprüfung der Testosteron- und DHEAS-Spiegel können jedoch Aufschluss geben.

In der Regel genügt eine niedrige Dosis an DHEA, um das ursprüngliche Wohlbefinden wiederherzustellen. Es gibt Frauen, die während der gesamten Zeit des Klimakteriums ihre Beschwerden ausschließlich mit DHEA behandeln konnten. Sehr selten ist es erforderlich, Testosteron in Form von Gel oder Vaginalzäpfchen zu ersetzen, dies muss unter gynäkologischer Aufsicht erfolgen und erfordert eine regelmäßige Kontrolle des Hormonspiegels im Blut. Bei einer Überdosierung können Akne und Haarausfall auftreten, die bei Verringerung der Dosis aber wieder verschwinden. Angesichts der Nebenwirkungen sollte auch eine alternative Behandlung der Nebennierenrindenerschöpfung durch die Moderne Mayr Medizin in Erwägung gezogen werden.

Individuelle Lösungen contra Standardtherapie

Die Zeiten, dass jeder Frau die Einnahme von Hormonen empfohlen, ja sogar aufgedrängt wurde, sind Gott sei Dank vorbei. Viele Kolleginnen und Kollegen waren der Meinung, dass Frauen ab 50 Hormone nehmen sollten, um Alterserscheinungen vorzubeugen. Alle Fortbildungsveranstaltungen zu diesem Thema propagierten diese Einstellung.

Auch die Frauen, die keine oder nur leichte Beschwerden hatten, sollten überzeugt werden, gegen ihr gesundes Empfinden Hormone zu schlucken. Wenn Sie sich weigerten, wurden Erkrankungen wie Alzheimer, Schlaganfall, Osteoporose und Herzinfarkt heraufbeschworen. Viele dieser Patientinnen landeten schließlich in meiner Sprechstunde, da Sie gehört hatten, dass ich nach individuellen Lösungen suche.

Die Erkenntnisse der letzten groß angelegten Studien in den USA und England zeigen Wirkung, denn bei lang andauernder Einnahme von Östrogenen ist mit einem erhöhten Brustkrebsrisiko zu rechnen. Gynäkologinnen und Gynäkologen sollen nun Östrogene nicht mehr als Anti-Aging-Maßnahme, sondern nur noch bei starken Beschwerden verschreiben.

Info

In der heutigen Zeit muss keine Frau mehr unter klimakterischen Beschwerden leiden, denn Schulmedizin und Naturheilverfahren bieten eine Menge an individuellen Therapiemöglichkeiten.

Trotzdem sollte man Beschwerden in den Wechseljahren nicht auf die Behandlung mit einer hohen Dosis Östrogen reduzieren. Naturidentische Hormone wie natürliches Progesteron und DHEA reichen gerade in den Übergangsphasen aus, um die Beschwerden zu lindern, und es gibt auch in der Naturheilkunde noch Möglichkeiten. Nur bei ungefähr 20 % der Frauen im Klimakterium sind die Beschwerden so ausgeprägt, dass die Lebensqualität entscheidend eingeschränkt wird. Wenn man in diesen Fällen mit naturheilkundlicher Behandlung nicht den gewünschten Erfolg erzielt, erscheint es durchaus sinnvoll, eine Hormonersatztherapie mit naturidentischen Hormonen – und eventuell auch mit Östrogen – durchzuführen.

Angepasste Therapiemaßnahmen

In der Schulmedizin besteht die Standardtherapie in der Verschreibung eines Östrogen- oder Östrogen-Gestagen-Präparats mit 1 bis 2 mg

Estradiol in Tablettenform. Diese Dosierungen bringen den Hormonspiegel auf den Stand einer 20-jährigen Frau, was zur Therapie der Beschwerden meist gar nicht erforderlich ist. Es ist vielmehr sinnvoll, nur so viel an Hormonen zu sich zu nehmen, dass die Beschwerden erträglich werden bzw. verschwinden. So wenig wie möglich, so viel wie nötig.

Hier bietet sich die Behandlung mit Gel, Pflaster oder Tropfen an. Das Östrogen im Gel wird über die Haut aufgenommen, dringt ins Unterhautfettgewebe ein und gibt den Wirkstoff über den Tag verteilt direkt ins Blut ab. Das Gleiche gilt für Pflaster, die heute schon sehr klein, durchsichtig und daher sehr praktikabel geworden sind. Tropfen werden in niedriger Dosierung unter die Zunge gegeben und auch hier geht der Wirkstoff direkt ins Blut über. Durch diese Applikationsform kann die Dosis wesentlich niedriger gehalten werden, die Leber wird nicht in dem Maße belastet, wie das bei Östrogentabletten der Fall ist.

Info

Eine Hormonersatztherapie sollte immer individuell angepasst werden, um die Hormondosis möglichst niedrig zu halten. Hierbei ist die Kombination mit Methoden der Naturheilkunde, mit einer gesunden Ernährung und ausgleichendem Bewegungstraining sinnvoll.

Frauen sollten selbst entscheiden, welche Form der Einnahme ihnen zusagt. In Tablettenform ist die Dosierung völlig festgelegt, bei Gel, Pflaster und Tropfen gibt es zahlreiche Variationsmöglichkeiten. Normalerweise muss eine Östrogeneinnahme immer mit einem Gelbkörperhormon kombiniert werden, da dieses die Gebärmutterschleimhaut vor Wucherungen und Zwischenblutungen schützt. Auch hier ist die Gabe über die Haut oder vaginal möglich. Um die Hormondosis möglichst niedrig zu halten, ist die Kombination mit naturheilkundlichen Methoden immer sinnvoll.

Eine Hormontherapie sollte immer durch Blutuntersuchungen überprüft und dann gegebenenfalls neu angepasst werden. Meine Erfahrung zeigt, dass viele Frauen intuitiv die richtige Dosis für sich finden. Bisherige Studien wurden nur mit hoch dosierten Standardtherapien durchgeführt. Es bleibt spannend, was Langzeituntersuchungen ergeben werden, die auf individuellen Behandlungsschemata beruhen.

Wie die Moderne Mayr Medizin Frauen in den Wechseljahren hilft

Unabhängig davon, ob Sie Hormone nehmen oder nicht, in jedem Fall ist es sinnvoll, eine Mayr-Therapie durchzuführen. Durch die Ergänzung mit naturheilkundlicher Pflanzentherapie und orthomolekularen Stoffen (Vitaminen und Mineralien) ist es zuweilen auch möglich, die Hormonersatztherapie weiter zu reduzieren oder abzusetzen.

Beschwerden wie Hitzewallungen, Schlafstörungen und depressive Verstimmungen nehmen während einer Mayr-Therapie deutlich ab. Auch hier werden die Verbesserung der hormonellen Situation und die Abnahme der vegetativen Störungen durch die Anwendung der 4 Mayr-Prinzipien – Schonung, Säuberung, Schulung und Substitution – herbeigeführt (siehe auch Seite 51–63). Dabei wird nicht das Ziel verfolgt, den Hormonstatus einer Frau auf den Stand vor ihren Wechseljahren zu bringen. Warum auch? Es geht vielmehr darum, Frauen in dieser Umstellungsphase zu unterstützen und ihre Beschwerden zu lindern.

Info

Durch eine Moderne Mayr Therapie werden Frauen in der Umstellungsphase der Wechseljahre unterstützt. Ihre Beschwerden werden auf rein natürliche Weise gelindert.

In der Ruhe liegt die Kraft

Das Prinzip der Schonung ist zur Therapie des „Burn-out" der Nebennierenrinde erforderlich. Dazu gehören Ruhe, Erholung, Regeneration und damit Zeit. Eine 4-wöchige Mayr-Therapie ist die Mindestvoraussetzung, dabei macht die Kombination von stationärer und ambulanter Therapie durchaus Sinn, wenn Sie zu Hause nicht ausreichend Ruhe finden. Gönnen Sie sich zumindest 2 Wochen in einem Kurhotel und lassen Sie sich anschließend in einer ambulanten Therapie von einem Mayr- Arzt oder einer Mayr-Ärztin weiter behandeln.

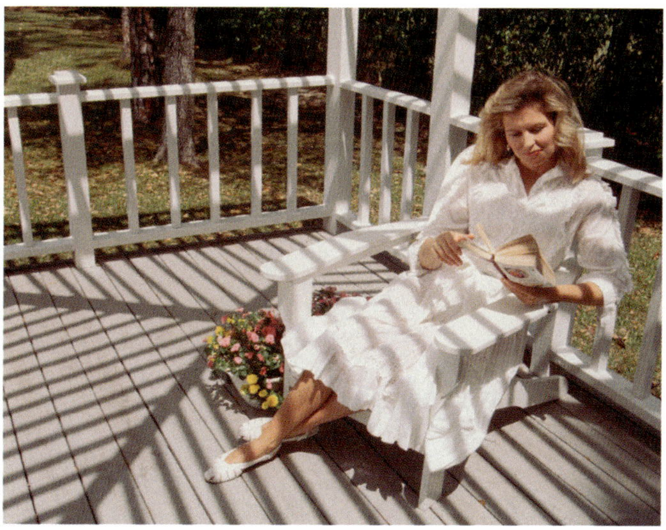

Ein ganz wichtiger Faktor der Therapie ist, persönliche Stressfaktoren zu erkennen und Möglichkeiten zu erarbeiten, diese Faktoren abzubauen. Es gilt Techniken zu finden, die körpereigenen Energiereserven wieder aufzuladen. Überlegen Sie genau, ob Sie alle Verpflichtungen, die Sie für den Tag angenommen haben, wirklich durchführen müssen. Lernen Sie, „Nein" zu sagen. Schaffen Sie sich Oasen im Alltag,

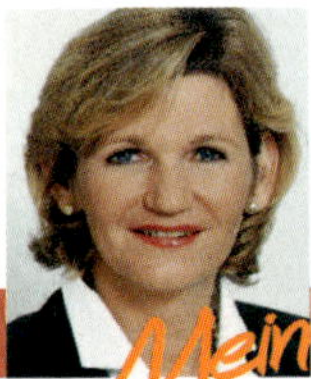

Mein Tipp

Unterstützen Sie die Synthese von DHEA und Testosteron durch die tägliche Zufuhr von 1 bis 2 g Vitamin C, 30 mg Zink, Vitamin A in Form von 30 mg ß-Carotin sowie einem Vitamin-B-Komplexmittel mit mindestens 50 mg Vitamin B_6.

die nur Ihnen gehören. Das kann ebenso ein Saunabesuch sein wie der Besuch einer Opernaufführung.

Zur Unterstützung der Nebennierenrinde ist die Substitution mit Vitaminen und Mineralien ebenfalls von großer Bedeutung. Für die Hormonsynthese von DHEA und Testosteron sind B-Vitamine, Zink, Vitamin A und C sowie Folsäure notwendig.

Innere Reinigung

Die Säuberung erfolgt unter anderem durch die Einnahme von Bittersalz, das einen verbesserten Stoffwechsel bewirkt. Wassereinlagerungen aus dem Gewebe können so leichter abtransportiert werden, was dem allgemeinen „Aufgeschwemmtsein" entgegenwirkt. Durch die Verbesserung der Entgiftung durch den Darm wird dieser Erfolg auch nach der Mayr-Therapie langfristig anhalten.

Die Reduzierung bzw. das Weglassen der Abendmahlzeit in der Mayr-Therapie lässt den Schlaf tiefer und erholsamer werden. Versuchen Sie auch nach der Kur abends nur eine leichte Mahlzeit zu sich zu nehmen.

Gesundheit kann man lernen

Außerordentlich wichtig ist auch die Schulung, worunter wir nicht nur die Verbesserung der Darmtätigkeit, sondern auch die Trink-, Bewegungs- und Ernährungsschulung während einer Mayr-Therapie verstehen. Lassen Sie mich zur Erläuterung auf wichtige Erkenntnisse der Wissenschaft zurückgreifen.

Ernährungsumstellung, die Spaß macht

Der Zeitpunkt der letzten Menstruation (Menopause) hat sich im Laufe des letzten Jahrhunderts um 4 Jahre nach hinten verschoben. Gesündere Ernährung und bessere medizinische Versorgung sind der Grund. Dabei spielt die Qualität der Lebensmittel eine wichtige Rolle. Untersuchungen haben gezeigt, dass Amerikanerinnen, welche sich schlecht ernähren, früher in die Wechseljahre kommen als Europäerinnen. Raucherinnen erleben die Menopause ebenfalls bis zu 5 Jahre früher als Nichtraucherinnen.

Anhand dieser Studien lässt sich verstehen, welch entscheidende Bedeutung die Ernährung für die Ausprägung der Wechseljahresbeschwerden hat. Aber nur ein gut funktionierendes Verdauungssystem kann die wertvollen Lebensmittel aufschlüsseln und dem Organismus zuführen. Daher gehen gute Ernährung und regelmäßige Darmsanierungen Hand in Hand.

Die einfachste Methode, täglich seine Gesundheit zu fördern und Beschwerden vorzubeugen, ist die Ernährung mit hochwertigen Lebensmitteln (siehe Seite 16). Nach einer Mayr-Therapie fällt es zum Beispiel nicht schwer, auf industriell verarbeitete Nahrungsmittel, Weißmehl, Zucker und Koffein zu verzichten, da Sie deutlicher spüren, was Ihnen gut tut. Ernährungsumstellung wird somit nicht zur Strafe, sondern zu einer neuen Lebensperspektive.

Bewegung ist Leben

Bewegung ist ebenso eine effektive Arznei gegen Hitzewallungen wie gegen Schlafstörungen und Stimmungstiefs. Außerdem fördert Sport die Durchblutung, wirkt sich positiv auf Ihr Aussehen aus und beugt Herz-Kreislauf-Erkrankungen sowie Osteoporose vor. Sich Zeit für ein Bewegungsprogramm zu nehmen, bedeutet sich Zeit für sich selbst zu nehmen. Gönnen Sie sich diese Auszeit, sie wird zu einer weiteren Oase im Alltag werden.

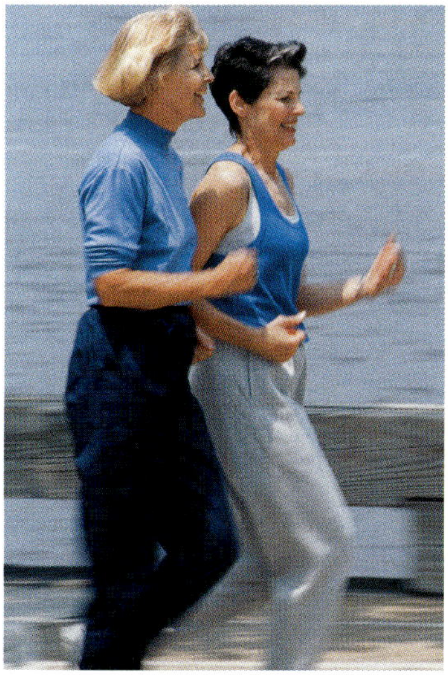

Auch zu einer Mayr-Therapie gehört ein Bewegungstraining, dessen Intensität vom Ausmaß Ihrer Erschöpfung abhängt. Viele Frauen beginnen in der Kur (wieder) mit Sport und spüren, welche positiven Auswirkungen die Bewegung auf ihr Befinden hat. Welche Form der Bewegung Sie wählen, hängt ganz von Ihnen ab, Hauptsache es macht Freude. Alles was erzwungen ist und belastet, wird erfahrungsgemäß wieder aufgegeben.

Ergänzende Maßnahmen

Die Moderne Mayr Medizin ist eng verbunden mit naturheilkundlichen Methoden. Diese unterstützen Sie in der Linderung einzelner Beschwerden. Wenn Sie sich gegen eine Östrogentherapie entscheiden, sind nachfolgende Maßnahmen sehr hilfreich.

Wenn die Hitze kommt

Hitzewallungen sind das häufigste Symptom in den Wechseljahren. Die genaue Ursache dafür ist bis heute nicht bekannt. Man nimmt an, dass die hormonellen Veränderungen Auswirkungen auf das vegetative Nervensystem haben, also auf den Teil des Nervensystems, den wir nicht selbst steuern können. Durch diese Fehlregulation erweitern sich plötzlich die kleinen Blutgefäße in der Haut, die Hauttemperatur steigt, die Poren öffnen sich und so kommt es zu einem Schweißausbruch. Gleichzeitig kann der Blutdruck steigen und der Pulsschlag sich beschleunigen.

Hitzewallungen können in ihrer Intensität und Häufigkeit unterschiedlich stark auftreten. Während manche Frauen nur über gelegentliche Wallungen berichten, werden andere wiederum fast stündlich davon heimgesucht. Hitzewallungen können so intensiv sein, dass die Kleidung gewechselt werden muss.

Info

Um die Häufigkeit und Intensität von Hitzewallungen zu reduzieren, vermeiden oder vermindern Sie den Konsum von Kaffee, Alkohol, Zucker, Weißmehl und scharf gewürzten Speisen.

Nach der ersten Entgiftungsphase und mit zunehmender Erholung lassen Hitzewallungen während einer Mayr-Therapie nach.

Dies steht sicherlich auch mit der Regeneration der Nebennierenrinde und mit der erforderlichen Ernährungsumstellung in Zusammenhang. Hitzewallungen können nämlich durch Kaffee, Alkohol, Zucker, Weißmehl, Rauchen und scharf gewürzte Speisen noch erheblich verstärkt werden.

Sojaprodukte

Wenn es für Sie machbar ist, planen Sie täglich 30 g Soja in Ihren Speiseplan ein. Soja mildert bei regelmäßigem Verzehr erwiesenermaßen die Intensität von Hitzewallungen. Sojaprodukte enthalten so genannte Phytoöstrogene (pflanzliche Östrogene), die Wechseljahresbe-

Tagesbedarf an Soja

Folgende Portionen enthalten den Tagesbedarf von 30–50 mg Soja

1 Tasse Sojamilch

1/2 Tasse grüne Sojabohnen

1/2 Tasse Tofu

1/2 Tasse Tempeh

3 Hand voll geröstete Sojabohnenkerne

schwerden verringern können. Asiatinnen leiden wesentlich seltener unter Hitzewallungen und Osteoporose, dies ist laut Studien auf den hohen Verzehr von Sojaprodukten zurückzuführen. Gentechnisch unverändertes Soja gibt es inzwischen auch in Kapselform in Apotheken zu kaufen.

Kaltgepresste Öle

Ebenfalls bewährt bei Hitzewallungen hat sich die Einnahme von Omega-3-Fettsäuren, entweder in Kapselform oder besser noch in Form von kaltgepressten Pflanzenölen (frisches Leinöl, Rapsöl, Walnussöl). Denn der Hormonhaushalt und die Synthese von Hormonen ist eng mit dem Fettstoffwechsel verbunden. Ein Fehlen der wichtigen ungesättigten Fettsäuren führt damit zwangsläufig zur Veränderung der Hormonsynthese und somit zum verfrühten Beginn von Wechseljahresbeschwerden.

Auch die Selbstvergiftung aus dem Darm (siehe Seite 43) führt zur Störung des Fettstoffwechsels und damit zwangsläufig zur Veränderung des Hormonhaushalts. Um die Fehlverdauungsprozesse im Darm zu vermeiden, die zur Selbstvergiftung führen, ist die jährliche Durchführung einer Darmsanierung in Form einer Mayr-Therapie sinnvoll. Auf diesem Weg können Sie schon vorbeugend den Eintritt der Wechseljahre verzögern und die Beschwerden mindern.

Was die Natur noch bietet

Zusätzlich sollten Sie auf jeden Fall täglich 400 I.E. Vitamin E einnehmen. Auch Vitamin B_6 (50 mg pro Tag) und Zink (30 mg pro Tag) beeinflussen den Hormonhaushalt positiv.

Am besten erforscht ist zurzeit die pflanzliche Therapie mit einem Extrakt der Traubensilberkerze (Cimicifuga racemosa). In einigen Fällen verschwinden Hitzewallungen unter dieser Therapie sogar völlig. In der Übergangsphase sind Mönchspfeffer (Vitex agnus castus) und wilde Yamswurzel (Dioscorea villosa) sehr hilfreich.

Bevor Sie sich wegen therapieresistenter Beschwerden für eine Östrogenbehandlung entscheiden, sollten Sie auf jeden Fall eine individuelle Behandlung mit naturidenten Hormonen (Progesteron, DHEA) beginnen, die außerordentlich wirkungsvoll sein kann.

Schlafstörungen

Info

Beugen Sie Schlafstörungen vor, indem Sie abends Rohkost meiden und nur eine leicht bekömmliche Mahlzeit zu sich nehmen.

Schlafstörungen sind ebenfalls ein häufig beklagtes Symptom. Nächtliche Hitzewallungen lassen manche Frauen aufwachen, sie haben anschließend Schwierigkeiten, wieder einzuschlafen. Dennoch sind nicht nur die Wechseljahre für den schlechten Schlaf verantwortlich. Auch schlechte Ernährung, Bewegungsmangel und seelische Probleme können den Schlaf stören. Fehlende Tiefschlafphasen führen dazu, dass am Tag zunehmend Konzentrationsstörungen, Erschöpfung und Stimmungsschwankungen auftreten. Schuld daran ist nicht nur das fehlende Östrogen, sondern ein Mangel an Serotonin, einem Botenstoff, der hauptsächlich im Nervensystem des Darms produziert wird.

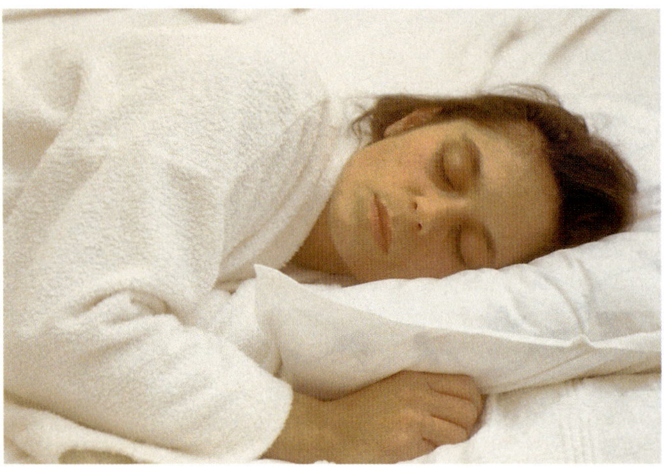

Durch eine Darmsanierung steigt der Serotoninspiegel ohnehin, und in Verbindung mit der Ernährungsumstellung am Abend wird der Schlaf wieder tiefer und ungestörter.

Ein Vorstufe bei der Synthese von Serotonin ist die Aminosäure Tryptophan (siehe auch Seite 81). Durch die Gabe von Tryptophan in Form von Tabletten kann der Schlaf gebessert werden, Nebenwirkungen sind nicht bekannt. Schlaftabletten hingegen nehmen nur das Symptom, helfen aber nicht die Tiefschlafphasen zu verbessern.

Bei Einschlafstörungen hat sich Melatonin bewährt. Dieses Hormon wird nur in der Nacht produziert und fördert unter anderem auch den Schlaf. Von Vielreisenden wird es schon lange bei Jetlag eingenommen. Auch hier sind bis heute keine Nebenwirkungen bekannt.

An pflanzlichen Mitteln können Baldrian, Melisse, Hopfen und Passionsblume genommen werden. Statt einem Tee aus dieser Kombination am Abend können Sie auch auf Tabletten aus der Apotheke zurückgreifen.

Einen guten Effekt hat das pflanzliche Kombinationspräparat „Zincum valerianicum“ der Firma HEVERT.

Sicher ist es auch sinnvoll, bei innerer Unruhe Entspannungstechniken wie die Progressive Muskelentspannung nach Edmund Jacobson oder Autogenes Training unter fachlicher Anleitung zu erlernen und anzuwenden.

Tipp

Bei Schlafstörungen hilft die Einnahme von 3 mg des unschädlichen Melatonins oder 200 mg Tryptophan. Das ist besser, als zu konventionellen Schlafmitteln zu greifen.

Stimmungsschwankungen

Während Hitzewallungen ein typisches Symptom der Wechseljahre sind, gilt dies nicht für seelische Verstimmungen. Es ist ein Vorurteil zu glauben, dass mit Beendigung der Fruchtbarkeit auch die Seele leiden muss. Vielmehr tun sich viele neue Perspektiven auf, eigene Interessen können verwirklicht werden und Sie können endlich ausreichend dazu beitragen, Ihre Gesundheit zu erhalten.

Die Begegnung mit sich selbst

Allerdings sind die Wechseljahre auch eine Phase, in der Frauen mit ihrer bisherigen Lebensgeschichte konfrontiert werden und Bilanz ziehen. Ungelöste Probleme und unbefriedigende Lebenssituationen können durch die hormonelle Umstellung noch bewusster und vielleicht auch unerträglicher werden. Depressive Stimmungen, Reizbarkeit und Nervosität sind die Folge.

Hilfreich ist es, die Krise anzunehmen, sie zu verstehen und an den ungelösten Problemen zu arbeiten. Wenn Ihre Lebensqualität stark beeinträchtigt wird und Sie sich nicht zu helfen wissen, zögern Sie nicht, sich therapeutische Hilfe zu holen. In Gesprächstherapien können Sie Ihr bisheriges Leben aufarbeiten und Perspektiven für die Zukunft entwickeln.

Psychotherapie ohne Couch

Eine Mayr-Therapie kann bei leichten Stimmungsschwankungen außerordentlich hilfreich sein. Die Regeneration und Schonung führt in der Regel zu einer meditativen Ruhe, die Gedanken werden klarer, die Probleme besser erfasst und Lösungen sichtbar. In vielen Kulturen bzw. Religionen gibt es Fastenzeiten. Sie sind dazu da, durch die Konzentration auf das Wesentliche auch inneren Frieden zu finden.

Info

Wenn Sie durch Depressionen stark beeinträchtigt sind, sollten Sie sich professionelle Unterstützung in einer Gesprächstherapie holen. Bei Stimmungsschwankungen kann auch die Moderne Mayr Therapie ihre Lebensqualität verbessern.

Durch die Darmsanierung kommt es interessanterweise auch zu einer Reinigung der Seele, einer „Psychotherapie ohne Couch“. Ihr Mayr-Arzt oder Ihre Mayr-Ärztin kann Sie in Ihrem inneren Reinigungsprozess unterstützen und Ihnen Hilfe zur Selbsthilfe geben.

Auch die Synthese des Glückshormons Serotonin, das von speziellen Zellen im Nervensystem des Darms gebildet wird, sorgt für eine Aufhellung der Stimmung. Denn je gesünder die Verdauungsorgane sind, desto mehr Serotonin wird produziert. Dies erklärt, warum so viele Frauen während der Mayr-Therapie außerordentlich zufrieden sind und sich glücklich fühlen. Der Zustand ist sicher auch auf die Entgiftung zurückzuführen und hält nach der Therapie an.

An pflanzlichen Mitteln hat sich Johanniskraut (Hypericum perforatum) bewährt, es sollte in individuellen Dosierungen von 300 bis 900 mg eingenommen werden. Auch das oben erwähnte „Zincum valerianicum“ ist sehr empfehlenswert und oft ausreichend. Progesteroncreme kann ebenfalls leichte Stimmungsschwankungen ausgleichen, ebenso wie die Aminosäure Tryptophan, welche die Produktion von Serotonin verstärkt.

Bewegung kann Wunder bewirken, wenn Sie sich leer und niedergeschlagen fühlen. Vielleicht finden Sie eine Freundin, mit der Sie regelmäßig walken oder joggen können. Aber auch Schwimmen, Golf spielen oder Fahrrad fahren an der frischen Luft hebt die Stimmung.

Der Kampf gegen die Pfunde

Erste Veränderungen des Gewichts treten zwar meist schon vor den Wechseljahren auf, aber mit Änderung der hormonellen Situation geht für manche Frauen der Kampf gegen überflüssige Pfunde erst richtig los, und zwar egal, ob sie nun Hormone nehmen oder nicht.

Spätestens mit 35 Jahren verlangsamt sich der Stoffwechsel. Das hängt auch mit einem Nachlassen der Produktion des Wachstumshormons STH zusammen. STH ist das „Schlankheitshormon", es wandelt Fett in Muskeln um und verhindert so Übergewicht. Je mehr Muskulatur und je weniger Fettpolster wir haben, desto mehr Fettverbrennung findet statt. Das heißt im umgekehrten Fall: Je weniger STH produziert wird, desto weniger Muskulatur können wir aufbauen und desto weniger Fett wird verbrannt. Logischerweise nimmt dadurch der Körperfettanteil zu.

Diesen Prozess kann nur ein gezieltes Bewegungstraining aufhalten, Fettpolster müssen wieder gegen Muskulatur ausgetauscht werden. Versuchen Sie es mit dreimal wöchentlich 30 Minuten Ausdauersport, z.B. Walken, und täglich 10 Minuten Workout, also Muskelaufbau durch gezielte Übungen. Dazu müssen Sie nicht unbedingt in ein Fitnessstudio gehen. Zu diesem Thema gibt es zahlreiche Ratgeber und die Anschaffung eines Dehnungsbands (Deuser-Band) ist nicht teuer.

Info

Die Hormone des weiblichen Organismus, Östrogen, Testosteron und Gelbkörperhormon sowie das Wachstumshormon STH sind an der Fett- und Muskelverteilung beteiligt.

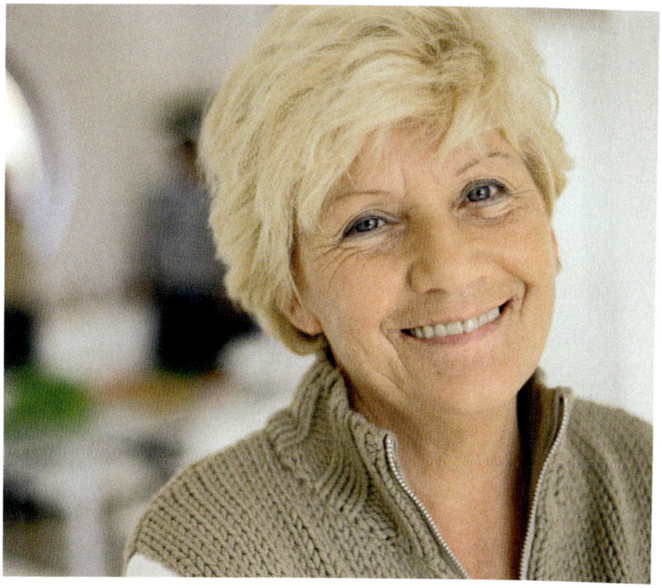

Dinner-Cancelling

Eine weitere Möglichkeit, den STH-Spiegel anzuheben, ist das so genannte Dinner-Cancelling. In diesem Fall lassen Sie zwei- bis dreimal wöchentlich das Abendessen einfach ausfallen. Trinken Sie stattdessen ungesüßten Kräutertee. Zugegeben, das ist nicht immer leicht, hat aber sehr großen Erfolg.

Warum funktioniert es? Durch die Abendmahlzeit wird das den Blutzucker regelnde Insulin ausgeschüttet. Insulin ist der Gegenspieler von STH, das heißt: je mehr Insulin, desto weniger STH. Bleibt der Insulinspiegel am Abend niedrig, ist die Produktion von STH in der Nacht besonders hoch und damit die Fettverbrennung auch.

Dieses Dinner-Cancelling entspricht natürlich der Mayr'schen Esskultur. In einer Mayr-Therapie wird bei Übergewicht abends nur Tee getrunken, ansonsten wird empfohlen, abends eine leichte Mahlzeit, z.B. einen Teller Gemüse, zu essen.

In der Therapie werden diese Verhaltensweisen gut eintrainiert, sodass es danach nicht schwerfällt, den Ernährungsplan umzustellen.

Tipp

Besonders effizient zum Abnehmen ist der gelegentliche Verzicht auf das Abendessen, das so genannte Dinner-Cancelling. Langfristig sollten Sie aber eine Ernährungsumstellung und ein regelmäßiges Bewegungstraining anstreben.

In erster Linie dient die Moderne Mayr-Therapie der Darmsanierung; ein angenehmer Nebeneffekt ist es, dass dabei auch ein paar Pfunde purzeln. Für viele Frauen in den Wechseljahren, die wegen frustrierender Diätversuche demoralisiert und verzweifelt sind, ist die Mayr-Therapie der Beginn einer Ernährungsumstellung.

Die Rolle des Insulinspiegels

Wenngleich während der Kur nur Lebensmittel gegessen werden, die der Darm mit Leichtigkeit verarbeiten kann, werden nach der Therapie Lebensmittel ausgewählt, die den Stoffwechsel anregen. Warum das so ist, wird klar, wenn Sie sich folgende Zusammenhänge vor Augen führen.

Insulin ist unser „Dickmacherhormon", hohe Insulinspiegel hemmen die Fettverbrennung und lagern aufgenommene Fette sofort in die Fettpolster ein. Daher ist es sinnvoll, nur Lebensmittel zu sich zu nehmen, die den Insulinspiegel niedrig halten.

Raffinierter weißer Zucker produziert die höchste Ausschüttung von Insulin; dieses Nahrungsmittel hat einen so genannten hohen glykämischen Index, gleich gefolgt von Weißmehl. Dazu gehören weiterhin Weißmehlprodukte wie Brötchen, helle Brotsorten, zuckerhaltige Süßspeisen und Süßigkeiten, weißer Reis, Kartoffeln, weich gekochte Nudeln, Mais, Bananen und Rosinen. Fast alle Gemüse- und Obstsorten hingegen haben einen niedrigen glykämischen Index.

Wer sich also jahrelang falsch ernährt, das heißt, zu viel Zucker, Weißmehlprodukte usw. gegessen hat, entwickelt im Laufe der Jahre eine Insulinresistenz. In diesem Fall reagieren die Zellen nicht mehr auf eine normale Insulinausschüttung, sie können den Zucker nicht mehr vom Blut in die Zellen holen. Folge ist, dass die Bauchspeicheldrüse immer mehr Insulin ausschüttet, um den Blutzuckerspiegel zu senken, hohe Insulinspiegel und eine immer schwächere Fettverbrennung sind die Folge. Sie müssen jetzt keine großen Mengen an schlechten Kohlenhydraten zu sich nehmen, um dick zu werden. Diese Menschen nehmen sozusagen schon beim Anblick eines Stücks Kuchen zu.

Eine Umstellung der Ernährung im Sinne des glykämischen Index kann den Prozess wieder rückgängig machen. Außerdem ist die Einnahme von 200 mg Chrom täglich empfehlenswert, denn dieses Mineral fördert den optimalen Blutzuckergehalt.

Osteoporose

Osteoporose ist eine ernst zu nehmende Erkrankung, die zu multiplen Knochenbrüchen (Frakturen) führen kann. Hüftfrakturen und Einbrüche der Wirbelkörper sind besonders schwerwiegend. Durchschnittlich sterben an den Folgen von Osteoporose genauso viele Frauen wie an Brustkrebs. Osteoporose entsteht jedoch nicht erst in den Wechseljahren; die Entwicklung des Knochenschwunds beginnt viel früher, daher sollte die Vorsorge unbedingt auch schon in jüngeren Jahren beginnen.

Der Knochen ist sozusagen eine Speicherstätte für Mineralien, allen voran Magnesium, Kalzium und Phosphor. Beim gesunden Knochen sind die Aktivitäten von Knochen aufbauenden Zellen (Osteoblasten) und Knochen abbauenden Zellen (Osteoklasten) ausgeglichen. Eine zu hohe Osteoklastenaktivität bedeutet Knochenschwund und wird durch viele Faktoren ausgelöst. Auf keinen Fall kann die Ursache für Osteoporose auf den Mangel an Östrogenen und Kalzium reduziert werden.

Ernährungsdefizite, Gärungs- und Fäulnisgifte im Darm, mangelnde Bewegung sowie ein unausgeglichener Säure-Basen-Haushalt sind ebenfalls am Knochenschwund beteiligt, werden in der Schulmedizin jedoch meistens therapeutisch nicht berücksichtigt.

Tipp

Besorgen Sie sich eine Liste über den glykämischen Index von Nahrungsmitteln. Wenn Sie Ihre Ernährung nach diesem Prinzip zusammenstellen, können Sie endlich mit dem Kalorienzählen aufhören, wieder normal essen und dabei Ihr Gewicht weiter reduzieren.

Zu diesem Thema gibt es inzwischen zahlreiche Fachliteratur (z.B. Dr. Erich Rauch/ Peter Mayr, Die Kohlenhydrat-Falle, Haug Verlag 2003)

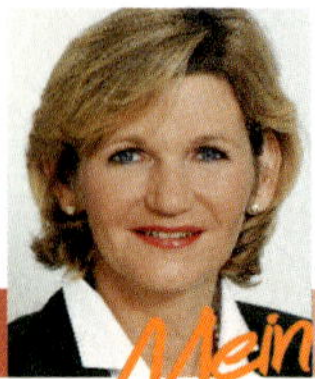

Mein Tipp

Zur Osteoporoseprophylaxe nehmen Sie täglich Nahrungsergänzungsstoffe zu sich. Empfehlenswert sind 300 mg Magnesium, 1000 mg Kalzium, 1000 mg Kalium, 30 mg Zink, 1–2 g Vitamin C und 250 I.E. Vitamin D.

Ursachen für Osteoporose

- Übersäuerung des Organismus
- Mineralmangel
- Ernährungsdefizite
- Gärungs- und Fäulnisdyspepsie des Darms
- Rauchen
- Alkohol
- Koffein
- Mangelnde Bewegung
- Vererbung
- Hormonmangel (Östrogen, Progesteron, Testosteron)
- Depressionen
- Graziler Körperbau

Übersäuerung vermeiden

Zur Vermeidung und Behandlung von Osteoporose ist wegen der Vielzahl der Ursachen ein ganzheitlicher Ansatz erforderlich. Diesen Anspruch erfüllt eine Mayr-Therapie, wobei auch der prophylaktische Charakter der Kur ins Gewicht fällt.

Ein wichtiger Auslöser des Knochenschwunds ist die Übersäuerung des Organismus (siehe Seite 39–47). Die im Blut entstandenen Säuren können durch die verminderte Verdauungsleistung nicht ausreichend ausgeschieden werden. Gärungs- und Fäulnisgifte aus dem Darm führen ihrerseits zu einer Verstärkung der Übersäuerung. Wenn Basen als Puffermaterial fehlen, greift der Organismus auf seine Reserven, in diesem Fall auf Kalzium, zurück. Das Kalzium wird aus den Knochen herausgelöst, um Säuren abzupuffern, der Prozess des Knochenschwunds wird somit in Gang gesetzt. Sicher ist es sinnvoll, ausreichend Kalzium von außen zuzuführen. Gleichzeitig müssen jedoch die Ursachen, also die Übersäuerung, durch Darmpflege und Berücksichtigung wichtiger Ernährungsregeln vermieden werden. Alkohol, Koffein, Nikotin und Zucker sind zum Beispiel die reinsten Kalziumräuber. Die Schulung in der Mayr-Therapie gewährleistet Ihnen, dass Sie ausreichend über Lebensmittel informiert werden, um ein Bewusstsein darüber zu erlangen, was Ihnen gut tut.

„Aus ganzheitlicher Sicht ist die Osteoporose der Endzustand eines lebenslänglichen Kampfes des Körpers, sein Blut im Säure-Basen-Gleichgewicht zu halten, selbst auf Kosten des Abbaus tragenden Körpermaterials."

Dr. med. Michael Worlitschek

Vorsicht bei Kuhmilchprodukten

Einerseits muss also eine Übersäuerung vermieden, anderseits Kalzium von außen zugeführt werden. Oft wird daher zu einem vermehrten Verzehr von Kuhmilchprodukten geraten. Zu viel Milchprodukte führen aber heutzutage bei vielen Frauen zu Problemen: Es gibt Unverträglichkeiten, die Migräne, Allergien, Menstruationsbeschwerden, Reizzustände des Darms und Hautprobleme auslösen können. Wir sollten uns von dem Ammenmärchen verabschieden, dass viel Milch, Quark und Käse Osteoporose verhindern. Außerdem besteht der Knochen keineswegs nur aus Kalzium. Mineralien wie Magnesium und Bor sind ebenfalls am Aufbau beteiligt.

Info

Wer viel Cola trinkt, kann an Osteoporose erkranken, da der hohe Phosphatgehalt die Kalziumaufnahme behindert.

Was die Knochen wirklich brauchen

Kalziumquellen finden Sie in zahlreichen Gemüsesorten, allen voran Spinat und Brokkoli. Aber auch Mandeln und Haselnüsse enthalten viel davon. Magnesium wird häufig durch Überdüngung der Böden dem Gemüse entzogen. Sinnvoll ist daher eine regelmäßige Einnahme von Nahrungsergänzungsstoffen in Kapselform.

Bor reduziert die Kalziumausschwemmung mit dem Urin und kann in ausreichender Menge über Gemüse, Obst und Nüsse aus der Nahrung aufgenommen werden.

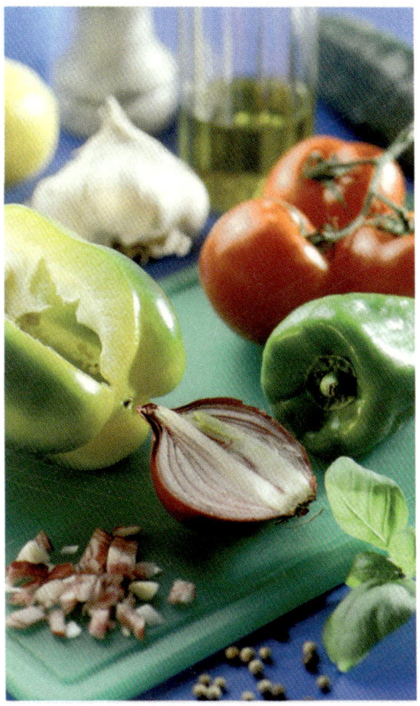

Sojaprodukte sollten ebenfalls zu Ihrem Ernährungsplan gehören. Tofu, Sojamilch, geröstete Sojakerne und Sojasprossen enthalten so genannte Phytoöstrogene, die vor Osteoporose und Wechseljahresbeschwerden schützen. Auch grüner Tee ist reich an diesen natürlichen Östrogenen und an Antioxidanzien, also an Stoffen, die Ihr Immunsystem stärken.

Info

Sie sollten wissen, dass die Einnahme von Antazida, also Medikamenten, die Ihre Magensäureproduktion drosseln, die Aufnahme von Kalzium vermindert. Nehmen Sie daher bei Magenbeschwerden besser Basenpulver (siehe Seite 60).

Register